Kerstin & Marcus Lagojannis

W0386157

Osteopathie

Wege zur Schmerz- und Stressbewältigung

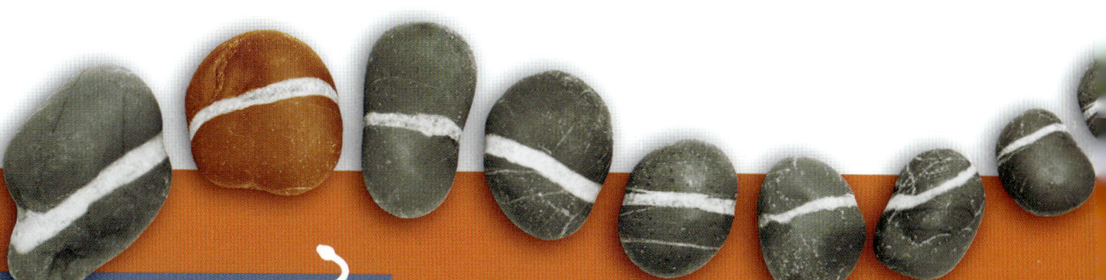

VERLAGSHAUS DER ÄRZTE

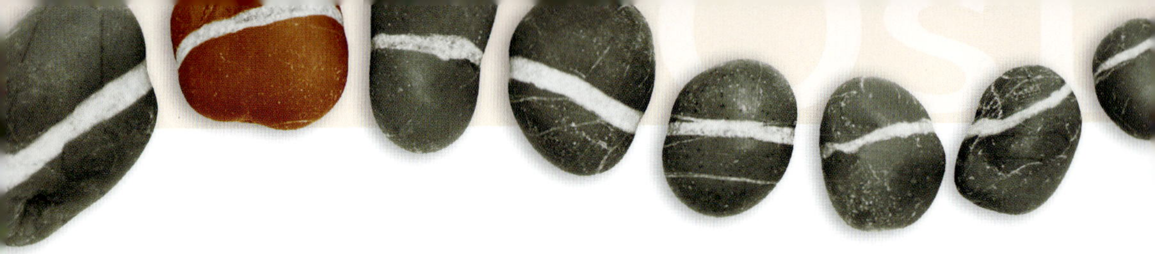

Impressum

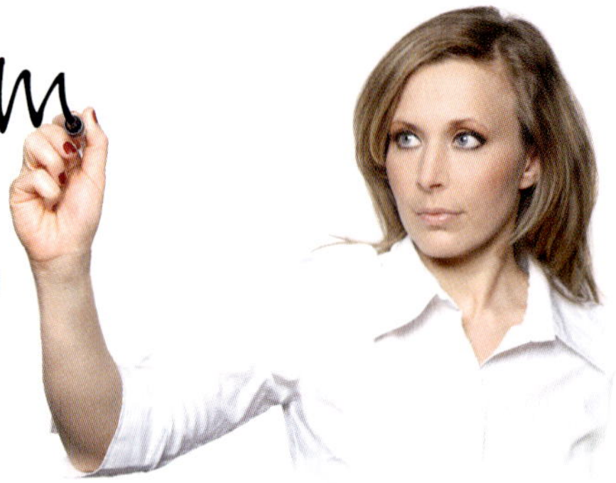

© Verlagshaus der Ärzte GmbH
Nibelungengasse 13
A-1010 Wien

www.aerzteverlagshaus.at

1. Auflage 2013

Das Werk ist urheberrechtlich geschützt. Die dadurch begründeten Rechte, insbesondere das der Übersetzung, des Nachdrucks, der Entnahme von Abbildungen, der Funksendung, der Wiedergabe auf fotomechanischem oder ähnlichem Wege und der Speicherung in Datenverarbeitungsanlagen, bleiben, auch bei nur auszugsweiser Verwendung, vorbehalten.

ISBN 978-3-99052-040-6

Umschlag & Satz: Grafikbüro Lisa Hahsler, 2232 Deutsch-Wagram
Umschlagfoto: Friedberg – Fotolia
Projektbetreuung: Michael Hlatky, Hagen Schaub
Druck & Bindung: Universitätsdruckerei Klampfer GmbH

Printed in Austria

Erkenntnisse in Medizin und Forschung unterliegen einem laufenden Wandel. Neue Erkenntnisse und klinische Erfahrungen führen immer wieder zu neuen Empfehlungen hinsichtlich Therapien, Medikationen, Indikationen, Kontraindikationen, Dosierungen und anderer therapeutischen Maßnahmen. Autoren und Verlag haben große Sorgfalt darauf verwandt, dass Angaben in diesem Werk dem Stand bei Herausgabe entsprachen. Für Angaben über Dosierungsanweisungen und Applikationsformen kann vom Verlag jedoch keine Gewähr übernommen werden. Jeder Benutzer ist angehalten, durch die sorgfältige Prüfung der Beipackzettel der verwendeten Präparate und gegebenenfalls durch Konsultation eines Spezialisten festzustellen, ob die dort gegebenen Empfehlungen für Dosierungen und Hinweise auf Indikationen und Kontraindikationen gegenüber Angaben in diesem Buch abweichen. Jede Dosierung oder Applikation erfolgt auf Verantwortung des Anwenders.

Aus Gründen der leichteren Lesbarkeit – vor allem in Hinblick auf die Vermeidung einer ausufernden Verwendung von Pronomen – haben wir uns dazu entschlossen, alle geschlechtsbezogenen Wörter nur in eingeschlechtlicher Form – der deutschen Sprache gemäß zumeist die männliche – zu verwenden. Selbstredend gelten alle Bezeichnungen gleichwertig für Frauen.

Lagojannis & Lagojannis

Osteopathie

Einleitung

Warum wir dieses Buch geschrieben haben …

Die Medizin ist heute so weit entwickelt wie nie zuvor. Es gibt eine Vielzahl an Medikamenten und Behandlungen, auch Operationen gegen fast alle Krankheiten und Beschwerden. Mit unserem Buch möchten wir dazu beitragen, die Osteopathie als ganzheitliches Verfahren mit solidem Fundament vorzustellen.

Ein Osteopath braucht umfassende medizinische Kenntnisse, vor allem in der Anatomie und Physiologie. Das umfasst die komplexe Lehre vom Körperbau und die chemisch-physikalischen Vorgänge im Körper. Auch die philosophischen Grundlagen dieses Berufes sollten bekannt sein.

Der entscheidende Punkt ist: Ein Osteopath braucht sensible Hände, die mit dem Körper eines Menschen kommunizieren können. Er wird sich Zeit nehmen für eine ausführliche Diagnose und behutsame Behandlung. Oftmals ist nach der ersten Behandlung bereits eine deutliche Besserung zu spüren.

Ein guter Osteopath kennt auch seine Grenzen und überweist an einen geeigneten Facharzt, wenn die Beschwerden eine schulmedizinische Begleitung benötigen.

Der Leitsatz der Osteopathie heißt: „Leben ist Bewegung." Es genügt nicht, im Leben zu stehen, man muss sich auch mit ihm bewegen.

Doch inwieweit sind wir uns unserer Taten bewusst?

Fühlen wir uns getrieben, so gelingt uns kein Agieren! Ein fortwährendes Reagieren stellt sich ein und wir entfernen uns immer mehr von uns selbst. Ein erheblicher Kräfteverzehr kann folgen.

Jeder Mensch braucht seinen individuellen Ausgleich zwischen Energieverbrauch (leistungsbezogene Anspannung) und Energieaufbau (aufbauende Erholung). So beginnt oft die Suche nach einer geeigneten Form der Entspannung, körperlich und geistig sollte sie erfrischen. Gelingt der Zustand, bewusst im Hier und Jetzt zu verweilen, eröffnen sich Welten intensivster Wahrnehmung – durch innere Ruhe und wache Konzentration.

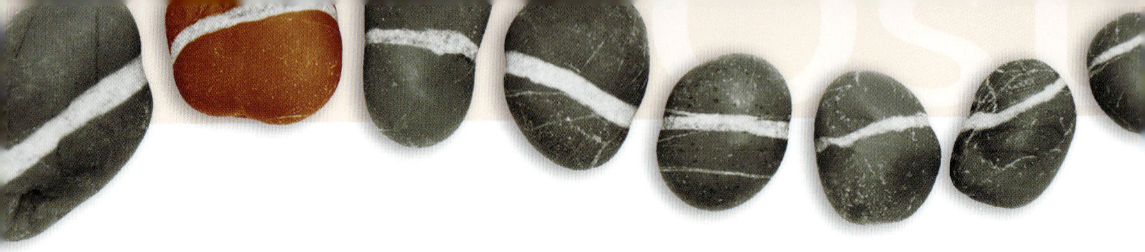

Spüre Dich als Einheit und setze den (oft zum Überbau mutierten) Kopf wieder auf Deine Schultern! Beginne Dein Leben zu führen, bremse Deine Kontrollsucht und erfreue Dich hin und wieder am UNPERFEKTIONISMUS des Menschen.

Übe jeden Tag zu leben ...

Die Naturheilpraxis Lagojannis – Leben im Gleichgewicht bietet ganzheitliche Wege der Gesundung und Gesundheitspflege an. Als Heilpraktiker für Osteopathie und Schmerztherapie und als Yogalehrerin ist uns wichtig, Menschen den Weg zum Leben im Gleichgewicht zu ermöglichen.

In unseren Einzeltherapien und in den Seminaren erwecken wir die Teilnehmer zum ERLEBEN und führen sie allmählich und behutsam aus der Gefangenschaft der Beurteilung heraus.

Heraus aus alledem, was gefürchtet und wonach gejagt wird. Letztendlich weg von dem, was einen dazu bringt, sich selbst zu vergessen und somit den Überblick zu verlieren.

Leben im Gleichgewicht bietet hierfür ganzheitliche Lösungsstrategien an.

Leben ist ein dynamischer Prozess, ständige Veränderung und Anpassung ... BEWEGUNG.

Mit unserer Arbeit geben wir Impulse, um die Selbstregulation des Körpers anzuregen. Mit der richtigen Einstellung, einfachen Übungen und einer Fülle von Anregungen gelingt eine ausgeglichene und intelligente Lebensführung, die Gesundheit, Leistungsfähigkeit und Lebensfreude schenkt.

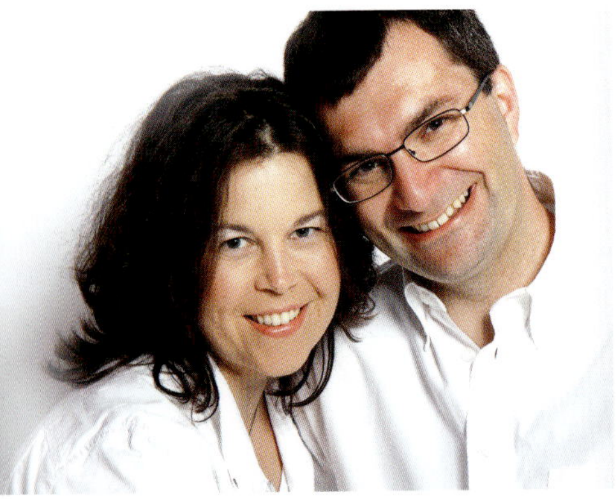

Um alle Aspekte des Lebens souverän zu handhaben, ist es notwendig, anzunehmen, „was ist", und nach besten Möglichkeiten zu handeln.

Dieses Buch bietet Ihnen Informationen über die Osteopathie hinsichtlich sinnvoller Stressbewältigung und Schmerzlinderung.

Kerstin und Marcus Lagojannis

Inhalt

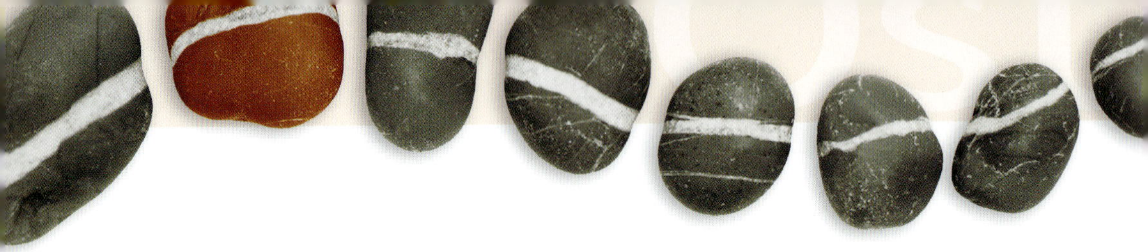

Osteopathische Ansätze zur Stressbewältigung . . . 51

Osteopathische Ansätze zur Schmerzbewältigung . . . 75

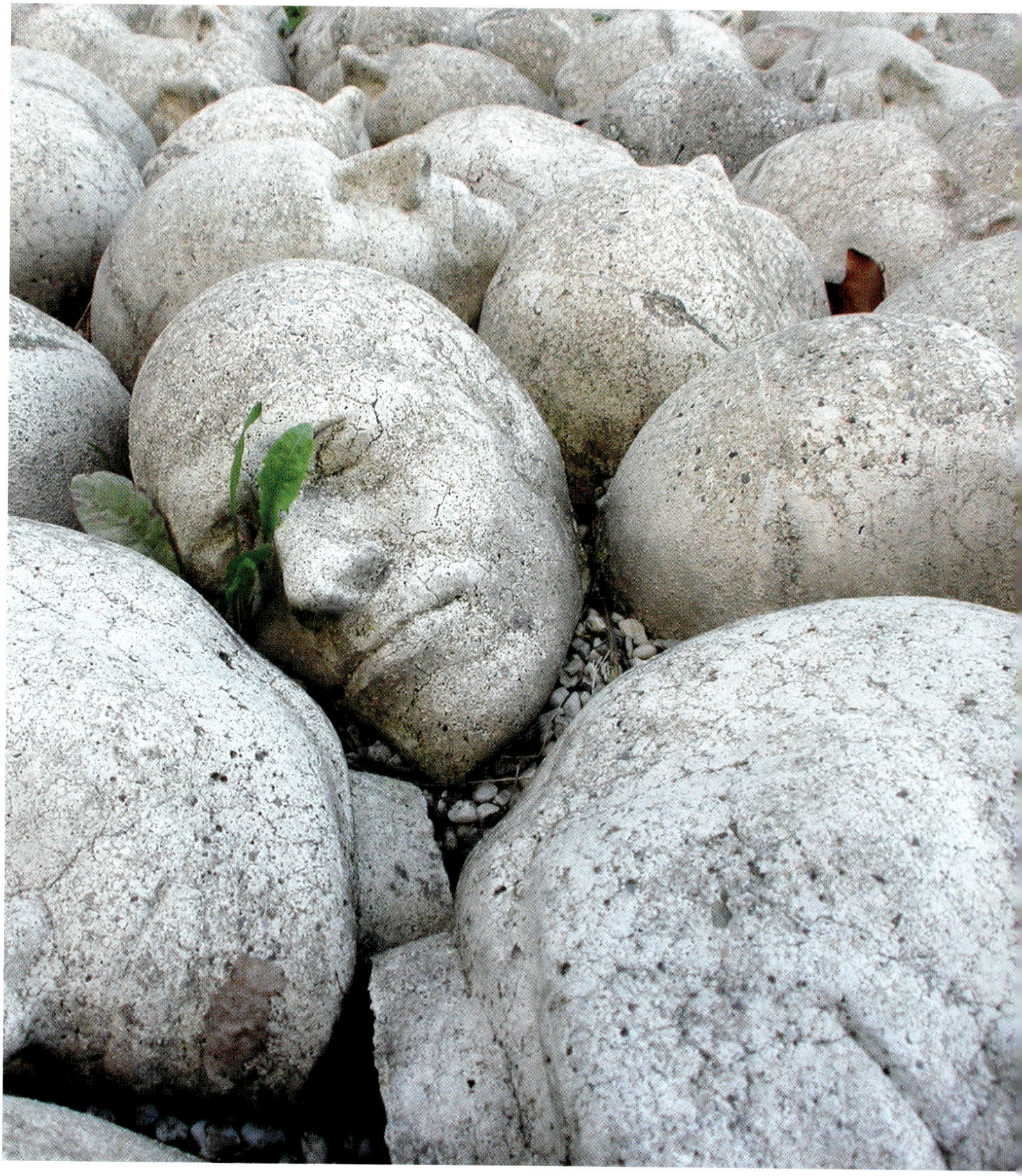

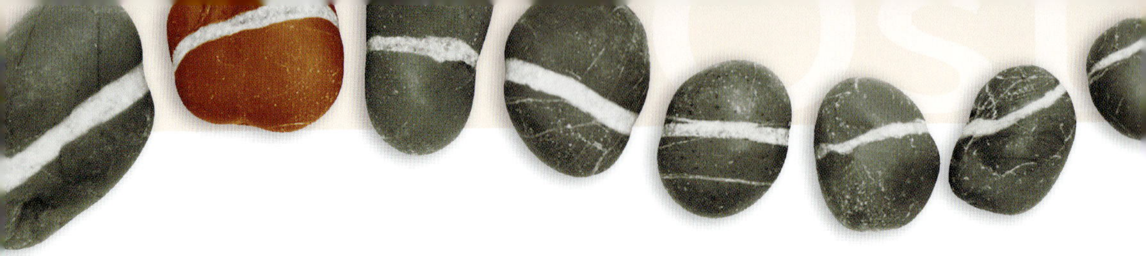

Gesundheit aus eigener Kraft . . . 97

Übungen zur Aktivierung der Selbstheilungskräfte . . . 117

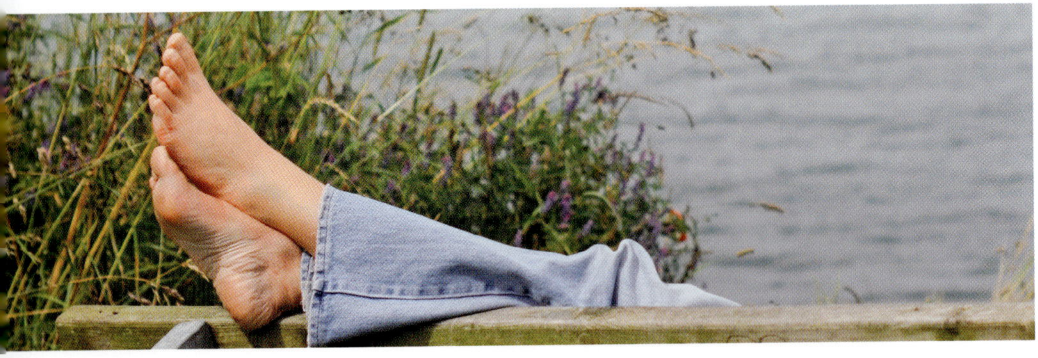

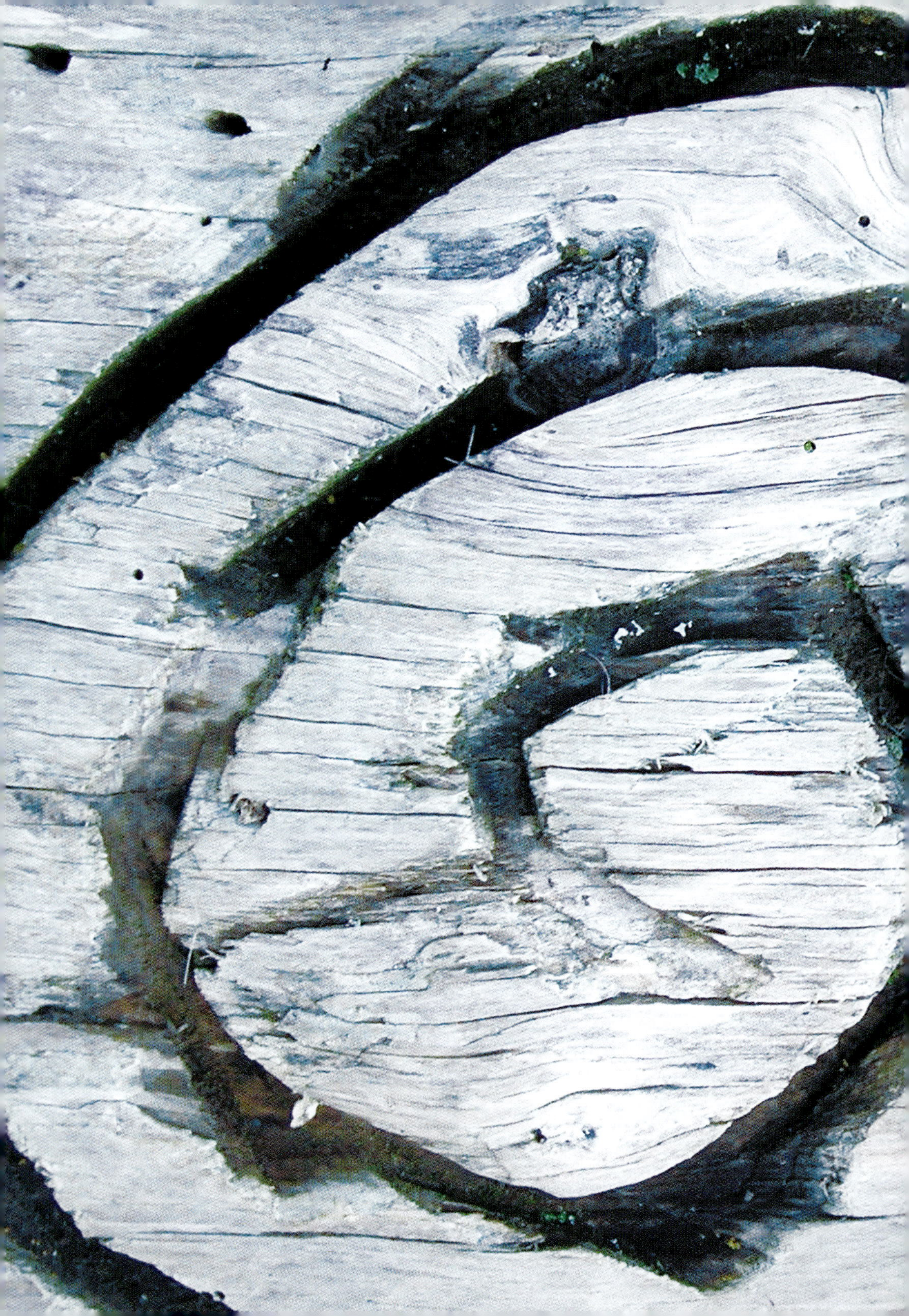

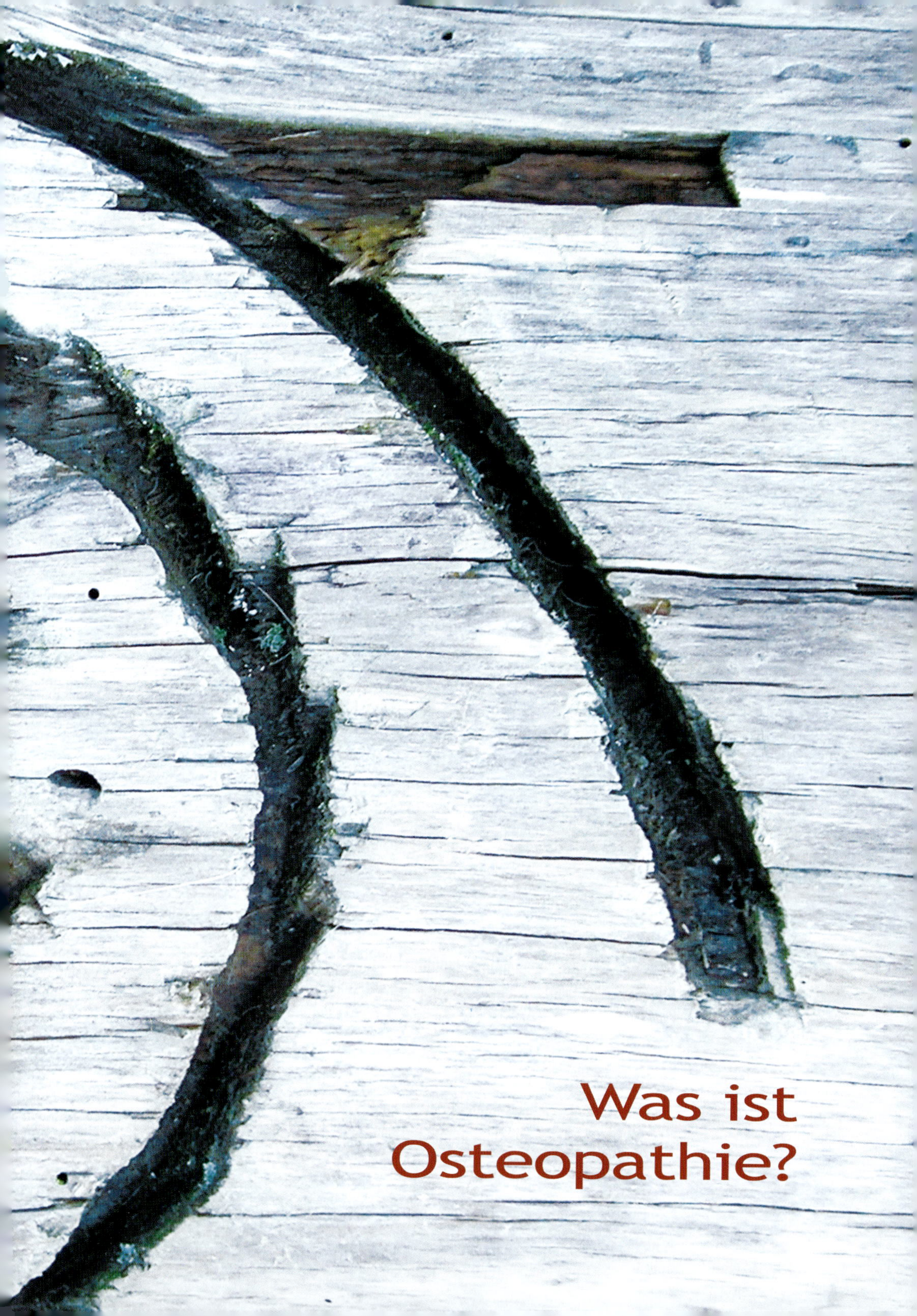

Was ist Osteopathie?

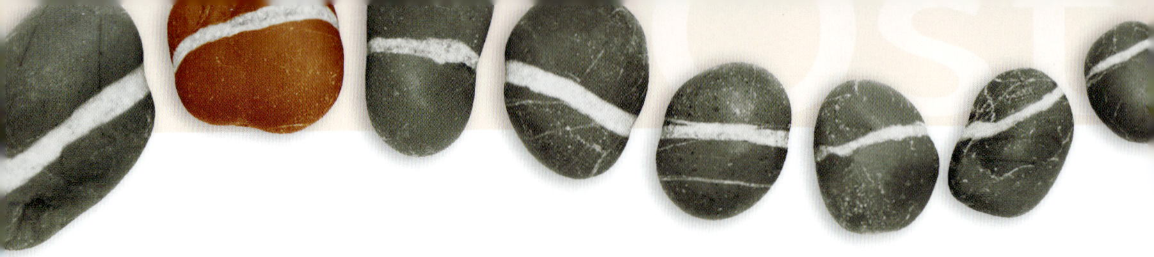

Was ist Osteopathie?

Die Geschichte der Osteopathie

Die Wurzeln des idealen Mediziners werden bereits vor 2500 Jahren in den Schriften um Hippokrates (ca. 460–375 v.Chr.) als Körperarzt, Philosoph und Seelsorger in einer Person beschrieben. Sein Bewusstseinsansatz, der Körper, Geist und Seele als Einheit betrachtete, fundierte damals schon auf dem Wissen um die natürliche Selbstheilungskraft, die eine Genesung herbeiführt, sobald die Rahmenbedingungen dafür auf allen Ebenen geschaffen sind. Es handelt sich also um einen ganzheitlichen Ansatz, der bis heute nichts von seiner Bedeutung verloren hat.

Die Osteopathie ist ebenfalls eine ganzheitliche Methode der Diagnostik und Therapie.

Viele medizinische, paramedizinische und alternative Heilmethoden beanspruchen für sich, „ganzheitlich" zu sein. Ganzheitliche Medizin beinhaltet nicht nur, dass der Körper in seiner Anatomie und Physiologie berücksichtigt wird. Das Einheitsbewusstsein von Körper, Geist und Seele, beschrieben in den großen Religionen des Judentums, Christentums und Islam, sieht den Menschen mit einem anderen Sinn.

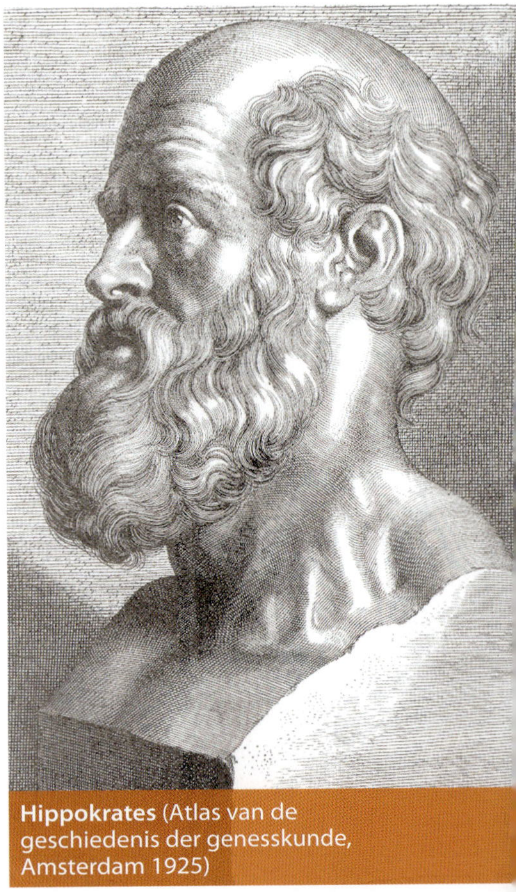

Hippokrates (Atlas van de geschiedenis der genesskunde, Amsterdam 1925)

So betrachtet die heutige osteopathische Medizin die Ganzheit des Menschen in ihrer somato-viszeral-psychischen Einheit und Wirkungsweise.

Das war im Laufe der ganzheitlichen Medizingeschichte nicht immer so. Das Vermächtnis des Hippokrates wurde später durch die kirchlichen Institutionen, die den seelsorgerischen Bereich übernommen hatten, teilweise abgelöst. So verschwand der philosophische Auftrag eines Arztes und er widmete sich vorwiegend dem Körper. Das ärztliche Selbstverständnis als „Begleiter des Menschen" wandelte sich zum „Sieger über Krankheiten". Bis in das 19. Jahrhundert schrumpfte sein Repertoire auf wenige Therapeutika. Gerade in ländlichen Bereichen waren Aderlässe, Brechmittel, unsterile Wundchirurgie und Morphium bzw. Alkohol die Mittel der Wahl – das führte meist zu ungünstigen Krankheits- und Verletzungsfolgen.

Andrew Taylor Still (1828–1917)

In diese Zeit wurde Andrew Taylor Still in Virginia (USA) geboren. Sein Vater, Abraham Still, wirkte als Methodistenprediger in weit entlegenen Gebieten des gerade erschlossenen Mittleren Westens. Der Ärztemangel brachte ihn zwangsläufig dazu, teilweise als Laienmediziner tätig zu werden.

Still begegnete der Medizin daher sehr früh vom seelsorgerischen Standpunkt aus. Wissensdurstig, unverbildet und mit dem Talent einer außergewöhnlichen Beobachtungsgabe für komplexe Zusammenhänge gesegnet, studierte er schon früh Fachbücher über Anatomie. Darüber hinaus machte er sich mit der Medizin der Shawnee-Indianer vertraut und beschäftigte sich mit alternativen Heilmethoden wie Magnetismus, Knochensetzen, spiritistische Heilsitzungen etc. Als Naturfreund beobachtete er die rhythmischen Zyklen der Tages-, Monats- und Jahreszeiten, die sein autodidaktisches Studium abrundeten.

Still begann früh an den Methoden der „heroischen" Medizin zu zweifeln. Der Gebrauch von Medikamenten bewies ihm das mangelnde Vertrauen der Ärzte in die im Menschen präsente „Apotheke des Schöpfers".

Er formulierte daraus folgenden Leitsatz: *„Die Aufgabe des Arztes sollte es sein, Gesundheit zu finden. Krankheit kann jeder finden."*

Natürlich hatten sich weit vor Still Ärzte mit dem Begriff „Heilung" auseinandergesetzt.

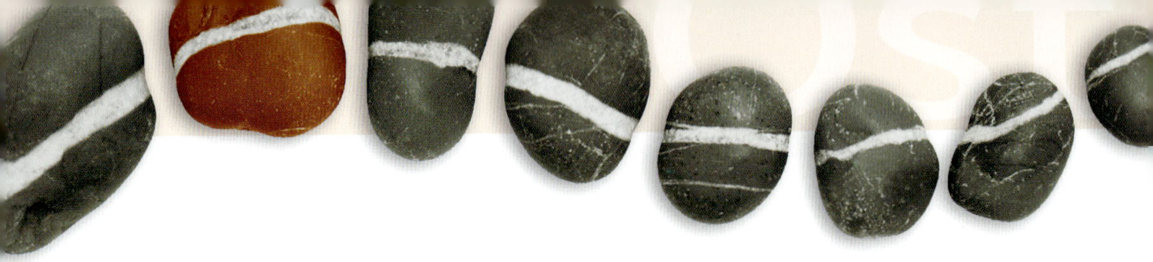

Im 18. Jahrhundert prägte vor allem der österreichische Arzt Franz Anton Mesmer (1734–1815) den Begriff der „magnetischen Heilung“ mit eigenen Prinzipien. Nach ihm wurden Heiler als „Magnetiseur“ oder „Mesmeriseur“ benannt. Still beschäftigte sich viele Jahre mit dem Studium der Prinzipien und Praktiken von Mesmer. Das lässt sich in den Anfängen seines medizinischen Studiums der Techniken und Überzeugungen hinsichtlich der ganzheitlichen Medizin erkennen. Mesmer und nach ihm alle Heiler – auch Still – glaubten an die Existenz einer universellen und alles umspannenden Kraft, die „Lebenskraft“.

Aus ihr entsteht alles Leben. Die Intelligenz dieser Universalkraft ähnelt den späteren Prinzipien der Osteopathie.

Still experimentierte und spielte viele Jahre mit dem „Mesmerisieren“. Und er begann daraus seine eigene Methode zu entwickeln. Das zentrale diagnostische und therapeutische Instrument wurde für ihn die tastende, feinfühlende Hand.

Der Ansatz rief zahlreiche Kritiker auf den Plan.

1864 ereilte Stills Familie ein schwerer Schicksalsschlag, drei seiner fünf Kinder erkrankten an Meningitis und Still musste hilflos zusehen, wie sie innerhalb weniger Tage qualvoll starben. Daraufhin brach Still mit der Schulmedizin und den institutionellen Religionen und beschloss, eine „weisere“ Medizin zu finden. Er empfand das Autoritätsdenken der „regulären“ Medizin inzwischen als abstoßend.

Stills Faszination galt der Logik der Wissenschaft. So befasste er sich weiter mit Knochen, deren Bewegung und mit den Selbstheilungskräften des Körpers. Medikamente, Messer, Nadeln und Kräuter lehnte er ab und befasste sich ausschließlich mit dem Selbstheilungspotential des Menschen.

Seiner Überzeugung nach braucht Medizin nicht mehr als frisches Wasser, gutes Essen, die Tätigkeit der Hände und das Sprechen. Erst in den späten 1860er Jahren wurde Still dann klar, in welche Richtung seine Vorstellungen gingen: eine Medizin ohne Werkzeug.

Sowohl Knocheneinrenker als auch Heiler arbeiteten mit bloßen Händen. Seit Jahrtausenden wurden auf diese Weise effektiv die orthopädischen Bedürfnisse der Menschen erfüllt.

Dieses Medizinsystem war so logisch wie der Maschinenbau. Ein verdrehter Knochen muss begradigt werden, eine muskuläre Verkürzung gelockert und ein verschobenes Gelenk wird reponiert. Die Heilkräfte der umliegenden Gewebe erledigen den Rest, die innere Ordnung erlangt den Zustand der Gesundheit zurück.

Nach weiteren Jahren zahlreicher Anfeindungen und großer Armut gelang es ihm schließlich, sich in Kirksville (Missouri) erfolgreich niederzulassen.

Still lernte zu differenzieren, manchmal fungierte er als Heiler und fühlte sich tief in die „Gezeiten des vitalen Prinzips" ein, um sie in die Tiefen des Körpers zu lenken. Dann wiederum verstand er sich als Knocheneinrenker. Still wurde mit der Zeit bei den Manipulationen so genau und schnell, dass er von seinen Patienten „the lightning bonesetter" – „Blitzeinrenker" – genannt wurde. Sein gleichzeitiges medizinisches Können war zu dieser Zeit ungewöhnlich, und so fanden viele verschiedene Patienten, später auch Therapeuten, den Weg zu ihm.

Innerhalb der nächsten zwanzig Jahre verfeinerte Still seine immer bekannter werdende Medizinphilosophie und gab ihr einen Namen: *Osteopathie*.

So erfand Still eine Osteopathie, die im Außen das Knocheneinrenken symbolisiert und im Innern das Heilen. Beide Wege sind nach dem Gesetz des Gleichgewichts strukturell und funktionell ineinandergreifend immer eine gute Nachricht für das leidende Gewebe.

1892 eröffnete Still im Alter von bereits 64 Jahren offiziell eine kleine Schule in Kirksville, die „American School of Osteopathy". Das Diplom wurde staatlich anerkannt.

Andrew Taylor Still bemerkte, dass bereits kleinste Fehlstellungen der Knochen – er nannte sie *Läsionen* – zu einer Irritation der umliegenden Nerven und Gefäße führen können. Insbesondere Läsionen der Wirbelsäule bedrängen die umliegenden Nervenzentren und beeinträchtigen den freien Zu- und Abfluss der Körperflüssigkeiten in Form

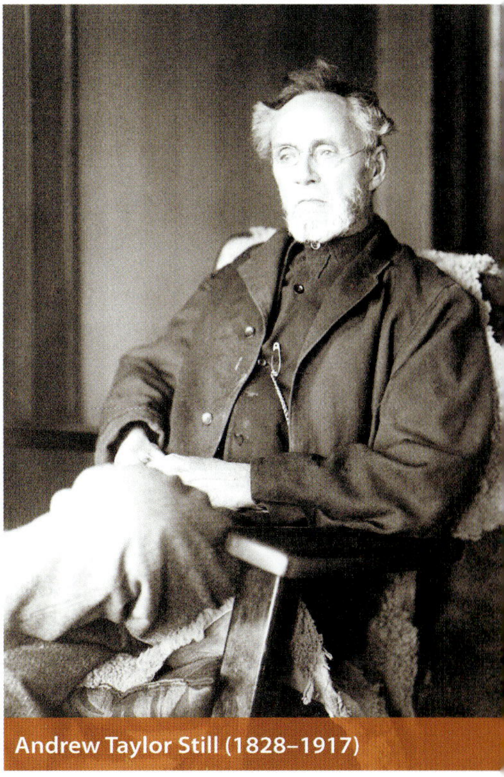

Andrew Taylor Still (1828–1917)

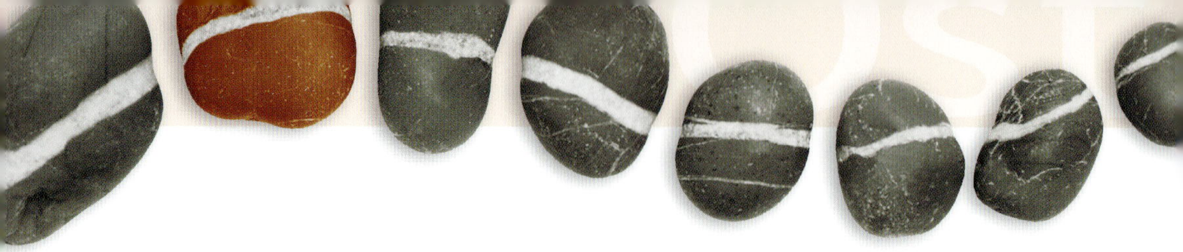

von Blut, Lymphe und Liquor („Nervenwasser" oder Gehirnflüssigkeit). Hierbei kann es zu einer deutlichen Auszehrung oder Überfüllung der entlegenen Versorgungsgebiete kommen, die das dortige Potential der Selbstheilungskräfte schwächt und eine Erkrankung in diesen Gebieten hervorruft.

Der Osteopath fungiert nach Stills Auffassung als „Meistermechaniker", dessen manuelle Techniken das Gewebe befreien und den Körperflüssigkeiten wieder ein freies Fließen erlauben. Somit können die Selbstheilungskräfte wieder wirken und es setzt eine Genesung im betroffenen Gebiet ein.

Das Wort Osteopathie bedeutet also zusammengefasst:

Manipulationen der Knochen (griech. *osteon*) haben einen direkten Einfluss auf die Leiden (griech. *patheios*).

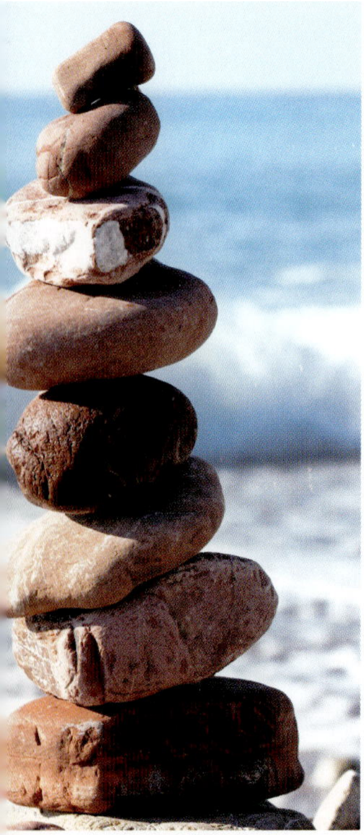

Die Osteopathie beschreibt demnach eine diagnostische und therapeutische Vorgehensweise und kein Krankheitsbild!

Der Grundgedanke der Osteopathie ist geprägt durch den Leitsatz „Leben ist Bewegung". Dieser bezieht sich nicht nur auf das Muskel- und Skelettsystem, sondern auch auf die inneren Organe, Gefäße und Nerven bis hin zu jeder Zelle.

Still hatte eine klare Vision: *„Mein Ziel ist, dass der Osteopath philosophisch denkt und die Ursache sucht."*

Osteopathie ist eine Philosophie. Die direkte Übersetzung der Philosophie lautet: tiefe Liebe zur Weisheit. Heraklit nutzte in seinem Werk *Ephesus* die Bezeichnung *„filosofos"* für jemanden, der der wahren Natur der Dinge nachgeht.

Still war die Erfahrung als Fundament des Wissens wichtig. Er besaß zahlreiche Bücher und eignete sich enormes Wissen an, ging aber für sein Hauptstudium zum großen Buch der Natur zurück, um wahrlich zu erfahren. So studierte, reflektierte und sezierte er über Jahre, denn er glaubte: *„Das beste Studium für einen Menschen ist der Mensch."*

Still strahlte eine natürliche Unabhängigkeit des Geistes aus. Sie war möglicherweise die treibende Kraft in all seinen Bemühungen, die Osteopathie in der Medizin zu etablieren.

Die genaue Beurteilung der Entwicklung einer praktischen, medizinischen Therapie wie der Osteopathie ist allerdings schwierig. Denn obwohl ähnliches medizinisches und philosophisches Denken vor und nach Still existierte, hatte er als erster diese eher antagonistischen Ideen zusammengetragen und weiterentwickelt.

Still war Pragmatiker. Bei der Beurteilung einer bestimmten Therapieform stellte er sich stets die Frage, ob sie funktioniert. Weitblickend war er immer bestrebt, einen besseren Weg zu finden. Die Rechtfertigungen seiner osteopathischen Theorie entstammen den Erkenntnissen aus Büchern, früheren Erfahrungen als Arzt und seinem Wissen über die Natur als Ganzes.

Der traditionelle Osteopath widmet sich weniger den Symptomen, als vielmehr den Ursachen der Beschwerden und dem individuellem Gesundheitspotential des Klienten.

Eine ausführliche manuelle Untersuchung und die gleichzeitig ganzheitliche Betrachtung der vorhandenen Lebensumstände gehören dazu. Der Körper wird als funktionell-dynamisch vernetztes System und Teil der Körper-Geist-Seele-Einheit wahrgenommen.

Andrew Taylor Stills Vermächtnis

Mit der osteopathischen Behandlungsmethodik revolutionierte Andrew Taylor Still den Gebrauch der Hand als medizinisches Instrument. Er erweckte mit seiner Benennung der Selbstheilungskräfte als Spiegelbild einer höheren Ordnung und seinen philosophischen Aufklärungen das antike Idealbild des Mediziners zu neuem Leben. Der Osteopath verwandelt sich wieder vom aktiv heilenden Beseitiger von Pathologien zurück zum aktiv unterstützenden Begleiter seiner Patienten.

Die enormen Erfolge seiner osteopathischen Medizinphilosophie ließen in der Folgezeit einen regelrechten Boom entstehen und führten dazu, dass Stills ehemals verteufelte Methode bereits im Jahr seines Todes (1918) in den meisten amerikanischen Staaten der Medizin gleichgestellt war.

Die Osteopathie wurde eine anerkannte Alternative zur amerikanischen Schulmedizin.

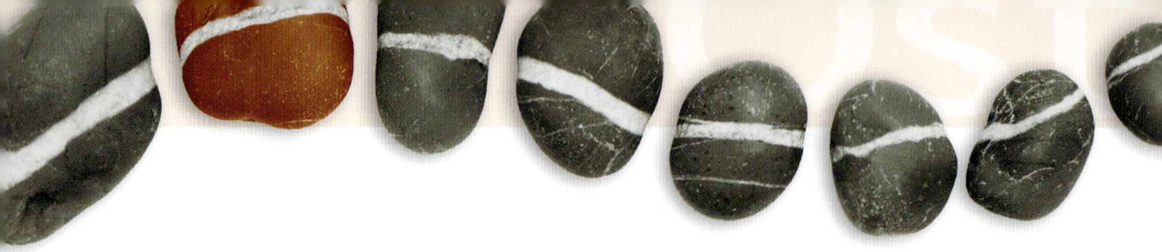

John Martin Littlejohn (1865–1947)

In der Blütezeit der amerikanischen Gründerjahre kam der hochgebildete junge schottische Universalgelehrte John Martin Littlejohn nach Kirksville, um sich von Still behandeln zu lassen. Beeindruckt vom nachhaltigen Erfolg bereits nach wenigen Sitzungen, beendete Littlejohn seine brillante akademische Karriere und widmete sich fortan dem wissenschaftlichen Auf- und Ausbau der Osteopathie.

Mit seiner umfassenden Bildung verhalf er der Osteopathie zu einem hohen wissenschaftlichen Niveau. Er erweiterte zudem Stills anatomisches Konzept um die biologisch-physiologische Ebene und führte zusätzlich die Psychopathologie ein.

Läsionen können nach Littlejohn nicht nur im Bewegungsapparat, sondern auf allen Ebenen die Lebenskraft des Menschen negativ beeinflussen. Er erarbeitete völlig neuartige biomechanische Modelle, mit denen er Gesundheit und Krankheitsprozesse im menschlichen Körper stichhaltig erklären und nachweisen konnte, wie sie beeinflusst werden. Er entwickelte die sogenannte „allgemeine osteopathische Behandlung", die sehr funktionell ist. Mit ihr lassen sich alle Flüssigkeiten, Gewebe und Gelenke des Körpers mit einem beständigen Rhythmus ohne Impulstechniken bewegen. So positionierte und integrierte Littlejohn die Gewebe wieder in ihr funktionales Optimum zurück.

1898 stellte Littlejohn die Osteopathie in England, Deutschland und Frankreich vor und kehrte 1913 ganz nach Europa zurück. 1917 eröffnete er die *British School of Osteopathy* in London.

John Martin Littlejohn legte in den Bereichen Physiologie und Biomechanik einen theoretischen Grundstein für die wissenschaftliche Anerkennung der gesamten modernen manuellen Medizin.

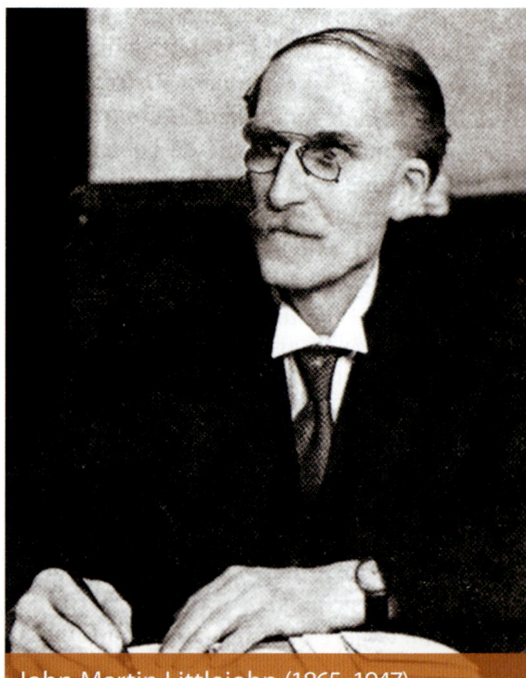

John Martin Littlejohn (1865–1947)

William Garner Sutherland (1873–1954)

William Garner Sutherland war ein Student Stills. Er entdeckte schon während seiner Ausbildung 1899 an einem anatomischen Modell des Schädels Besonderheiten an dessen Oberflächenstruktur. Sutherland assoziierte die Ähnlichkeit dieser Strukturen mit den Kiemen eines Fisches und einem dahinter verborgenen unabhängigen Atemmechanismus. Er widmete sich in jahrzehntelanger Forschung und zahlreichen Eigenversuchen den Verbindungen der Schädelknochen und erarbeitete manuell das subtile Einfühlen in Gewebsstrukturen und das Erspüren eines bisher seltsamen Phänomens: ein vollkommen eigenständiger Rhythmus, den er als primären Atemrhythmus (PRM) bezeichnete.

Sutherland übertrug Stills anatomische Grundprinzipien auf die gelenkigen Verbindungen der Schädelknochen und erweiterte dessen Konzept „substantieller" Läsionen um eine „energetische" Dimension. Als kranial arbeitender Osteopath wird über die Hand mehr gespürt als eine Form des „Hörens". So eröffnet sich ein völlig neuer therapeutischer Raum.

Damit entstand das Konzept der *kraniosakralen Osteopathie.*

Die Hand, als zentrales Instrument der kraniosakralen Osteopathie, erlangt aufgrund ihrer sensiblen Tast- und Empfindungsfähigkeit überragende diagnostische und therapeutische Bedeutung.

Andrew Taylor Still, John Martin Littlejohn und William Garner Sutherland schufen den Kern der Osteopathie. Einige ausgezeichnete Osteopathen bereicherten die Osteopathie im Laufe der Zeit um weitere Komponenten, dazu zählen unter anderem Muskel-Energie-Techniken, Strain und Counterstrain, viszerale Techniken, die kraniosakrale Therapie oder die biodynamische Osteopathie. Sie alle wurzeln in den Prinzipien einer eigenständigen Medizinphilosophie: der Osteopathie.

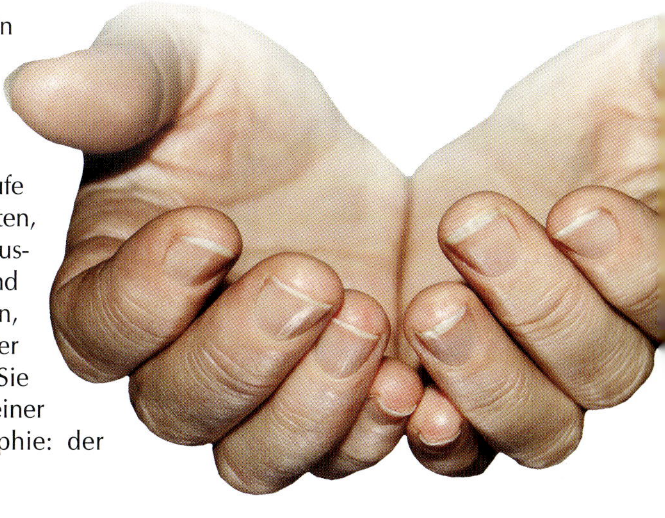

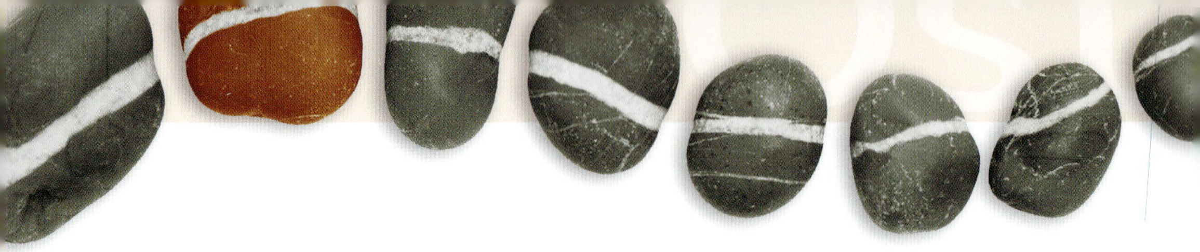

Ziele der osteopathischen Behandlung

Ziele der osteopathischen Behandlung sind die Erhöhung der individuellen Lebensqualität des Patienten, die Verbesserung des strukturellen und dynamischen Gleichgewichts in dessen Körpersystemen sowie die Ökonomisierung seines Energieverbrauchs.

Der Körper kann sich durch Freisetzen von Ressourcen selbst heilen und besser gegen äußere Einflüsse verteidigen.

Hier wird deutlich, dass die Osteopathie keine Krankheiten heilt oder behandelt. Sie forscht nach tieferen Ursachen der Krankheit und zugleich werden Restriktionen beseitigt, die die Selbstheilungskraft des Körpers behindern.

Osteopathie ist das Verstehen von Wissen und die Einsicht, den Menschen nach osteopathischen Prinzipien zu begreifen. Wichtig ist die Anwendung der Philosophie zugunsten des Patienten, daher ist es keine statische Angelegenheit, sondern immer ein dynamischer Prozess. Kenntnis wird durch das Lesen erreicht, Einsicht durch Reflektion und der daraus folgenden Anwendung, dann folgt das Verstehen aus den Erfahrungen.

Das Ganzheitsprinzip der Osteopathie versteht die zusammenhängende Struktur der verschiedenen Gewebe, sie steht auf drei Säulen.

Die drei Säulen der Osteopathie

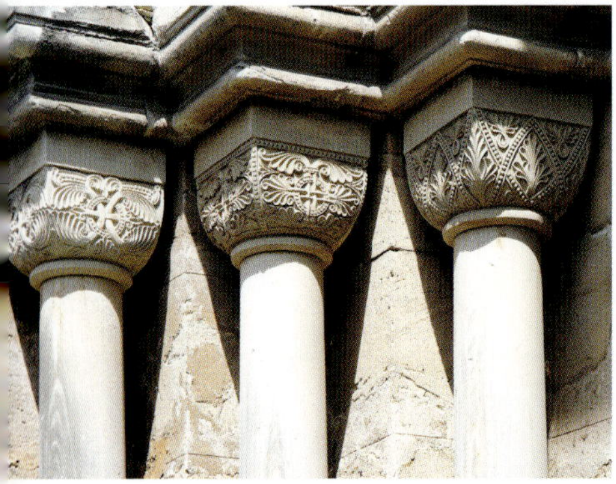

Die Osteopathie steht auf folgenden drei Säulen: der parietalen Säule, der viszeralen Säule und der kraniosakralen Säule. Diese Säulenstatik bildet ein sehr stabiles Fundament für das Gesundwerden und Gesundbleiben.

- Die erste Säule ist die *parietale Osteopathie*. Diese beschreibt den Haltungs- und Bewegungsapparat, also die Knochen, Gelenke, die Wirbelsäule und die Muskulatur, sowie die Anatomie aus funktioneller Sicht.

- Die *viszerale Osteopathie* beschreibt alle Organe mit den anatomischen und physiologischen Möglichkeiten und den Beziehungen der Organsysteme zueinander.
- Die *kraniosakrale Osteopathie* liegt im Bereich des zentralen und vegetativen Nervensystems, das eine kontinuierliche Verbindung schafft zwischen der viszeralen und parietalen Säule der Osteopathie.

Zusammenfassend und praktisch erklärt, ist der Schädel über den Duralschlauch mit dem Kreuzbein verbunden, die Organe haben einen starken Bezug zur Wirbelsäule und diese ist in allen auf- und absteigenden Ursachen-Folge-Ketten integriert.

Daher ist es unmöglich die verschiedenen Techniken der Osteopathie, wie strukturelle Techniken, viszerale Techniken und kraniosakrale Techniken, voneinander zu trennen.

Ein „kraniosakraler" Osteopath oder ein „struktureller" Osteopath kann nie der ganzheitlichen Betrachtungsweise, die so typisch ist für die Osteopathie, gerecht werden.

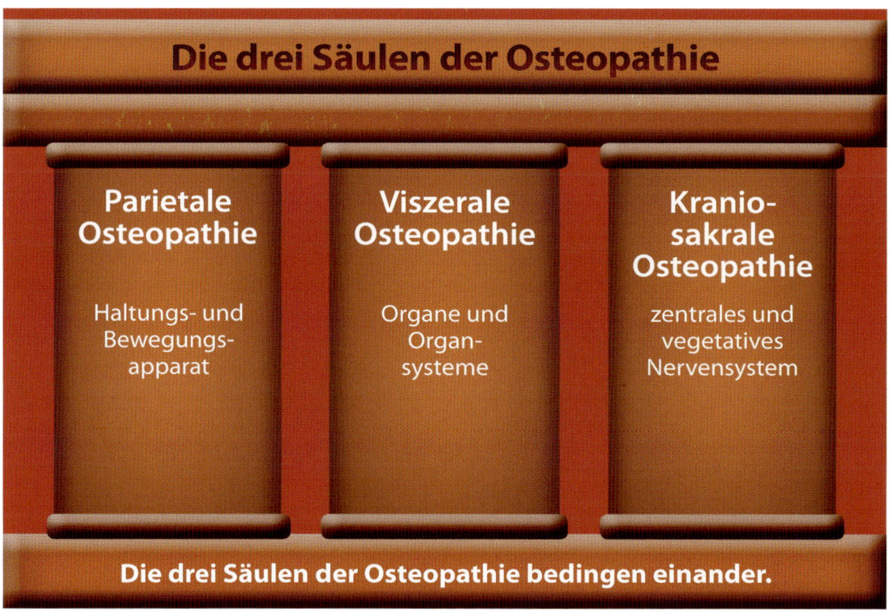

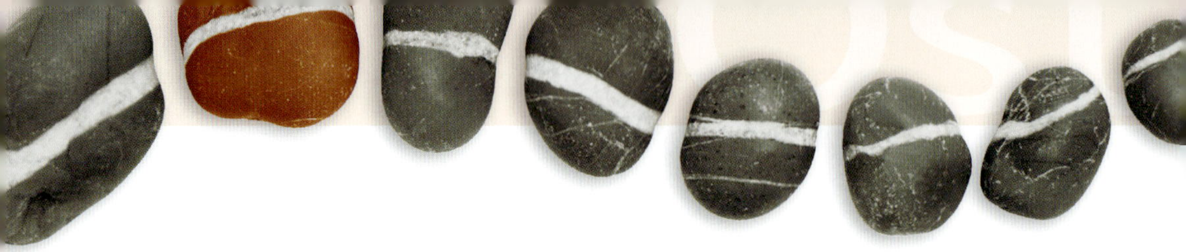

Die Osteopathie braucht zwei Paradigmen, wie auch die Wirklichkeit zwei physikalische Muster braucht. So sind die kraniale und strukturelle Säule der Osteopathie komplementäre Interpretationen derselben anatomischen Wirklichkeit.

Das heißt, findet eine Einschränkung funktioneller Art in einem Bereich der drei Säulen statt, so hat dies gleichzeitig Auswirkungen auf die anderen Bereiche.

Der fundiert ausgebildete Osteopath erkennt letztendlich die komplizierten Zusammenhänge zwischen Befunderhebung und Behandlungserfolg. Vor allem überblickt er die Gefahren, Kontraindikationen und Differentialdiagnosen sowie die wichtige Ausschlussdiagnostik.

Der Osteopath hat als einziges Werkzeug seine Hände

Die zentral-neurologische Lokalisation der sensorischen Fähigkeiten veranschaulicht uns der Penfieldsche Homunculus.

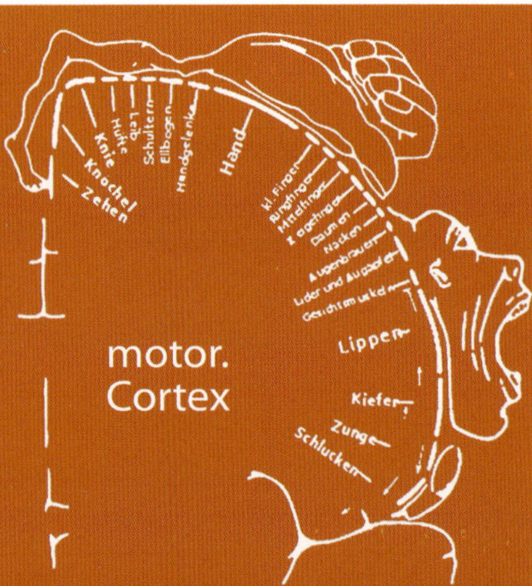

Abbildung der Wahrnehmung im Gehirn – der Penfieldsche Homunculus

Über diese graphische Darstellung der Handprojektion zeigt sich die große Anzahl der zugeteilten Afferentenbahnen. Die Hände sind die zuverlässigsten Messinstrumente des menschlichen Körpers und bestens geeignet, um die Intensität der Gewebsreaktionen zu spüren. Über die Palpation wird das Finden von Indizien ermöglicht, zuzüglich zur Anamnese des Patienten. Dennoch braucht es eine lange Zeit des praktischen Lernens, um die Vernetzung dieser Projektion zu verfeinern.

Mit anderen Worten: Osteopathie lernt man nicht aus Büchern!

Über die Trainingszeit der sensorischen Handfunktionen entwickelt sich das Rezeptororgan Hand entsprechend stark im Kortex (wie in der Abbildung zu sehen ist).

Die palpatorische Diagnostik macht die Osteopathie durch ihr feines und individuelles Gespür zu einer Kunst.

Die Philosophie der Osteopathie

Das medizinische Gedankengut war zu Stills Zeit von drei Strömungen geprägt:

- die iatro-chemische Richtung,
- die iatro-mechanische Richtung,
- die vitalistische Richtung.

Vor allem die zweite und dritte Richtung hat A.T. Still in seine Medizinphilosophie eingebunden.

Die iatro-chemische Medizin

Diese Richtung entstand schon im 11. Jahrhundert und ging davon aus, dass alle Prozesse im Körper chemischer Natur sind. Paracelsus (1493–1541) gilt als ein großer Vertreter dieser Auffassung. Er glaubte, dass durch körperfremde Substanzen Krankheiten verursacht werden, die den Körper von außen angreifen. Er erfand mineralische Heilmittel, die seiner Meinung nach dem Körper die Kraft geben, sich zu verteidigen.

Still lehnte diese medizinische Darstellung ab.

Aus der iatro-chemischen Sichtweise entwickelte sich später die Pharmakologie.

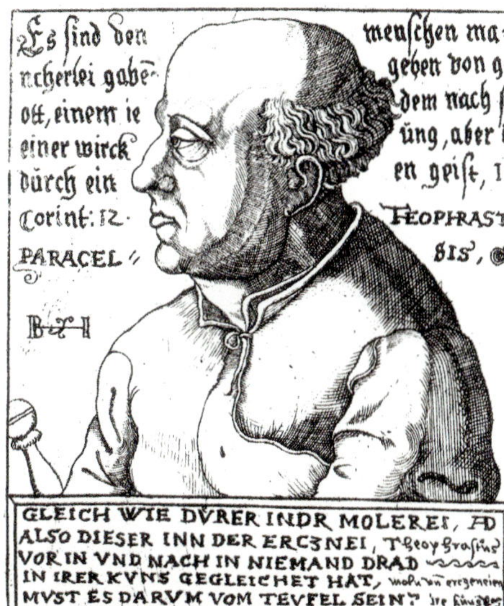
PARACEL
GLEICH WIE DVRER INDR MOLEREI,
ALSO DIESER INN DER ERCZNEI,
VOR IN VND NACH IN NIEMAND DRAD
IN IRER KVNS GEGLEICHET HAT,
MVST ES DARVM VOM TEVFEL SEIN?
DAS SEI FERNE, OCH NEIN OCH NEIN:
Paracelsus

Die iatro-mechanische Medizin

Bei diesem medizinischen Ansatz wurden die Theorien der meisten früheren Philoso-

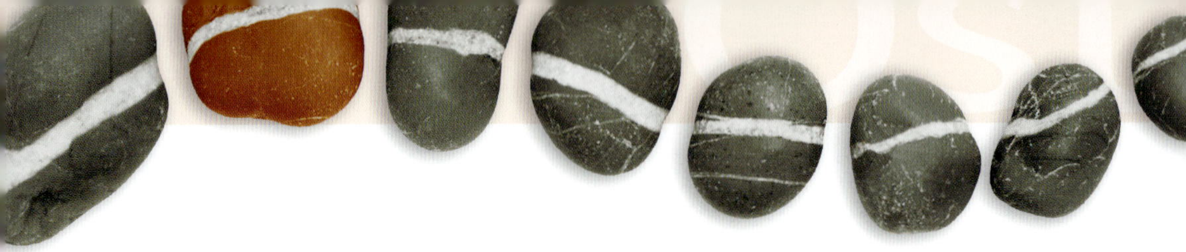

phen durch ein System mechanischer Erklärungen der physikalischen Phänomene ersetzt. Mit der Entdeckung der Blutzirkulation entstanden neue Impulse, alle Körperfunktionen auf mechanische Weise zu erklären. Der Körper wurde als eine gut vernetzte, ineinandergreifende Maschine beschrieben.

Still fand in der iatro-mechanischen Literatur eine Quelle für seine weiteren Theorien, so wie auch die folgende Strömung sein Medizinverständnis prägte.

Die vitalistische Medizin

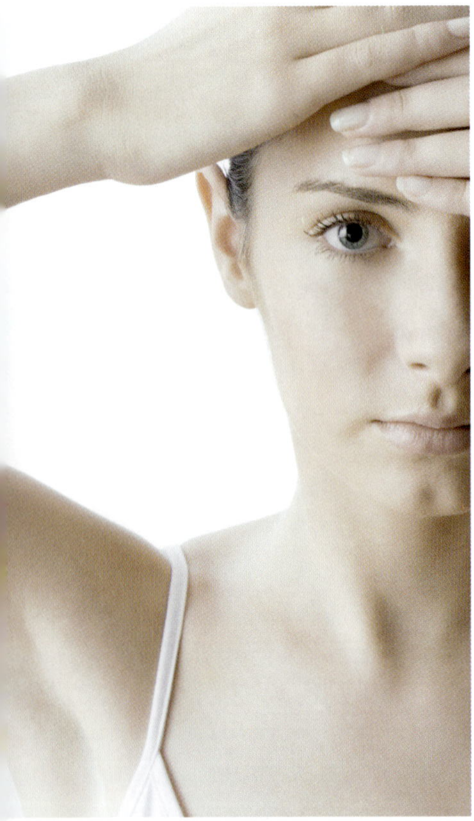

Das medizinische Leitbild der Vitalisten verstand den menschlichen Körper und dessen Seele als Einheit. Erstmalig wurden kleinste Energieeinheiten (Monaden), die im Menschen eine vorherbestimmte Harmonie darstellen, erwähnt.

Krankheiten sollen bereits in diesen Monaden angelegt sein, das wird heutzutage als genetische Disposition verstanden.

Das vitale Prinzip beschreibt eine übergeordnete Kraft, die alle Prozesse im Körper in einem permanenten Gleichgewicht hält – die Homöostase.

Still schloss diese Vitalkräfte in seine Prinzipien ein. Er ging davon aus, dass ein Fließen dieser Vitalkräfte durch Obstruktionen behindert wird. Diese verminderte Fließeigenschaft lässt ein Gebiet der Unterversorgung an Lebenskraft entstehen, eine Disposition, die zur Krankheit führt.

Still stellte aus der Synthese der Denkweisen des Mechanismus und Vitalismus einige Prinzipien auf. Trotz des medizinisch-wissenschaftlichen Fortschritts, der einiges relativieren und hinzufügen konnte, behalten Stills Prinzipien für die heutige Osteopathie durchaus noch ihre Gültigkeit.

Die Philosophie, die der Osteopathie innewohnt, bedient sich folgender Prinzipien:

- **Das erste Prinzip: Der Mensch ist eine Einheit aus Körper, Geist und Seele.**

  Der Körper des Menschen ist eine Einheit aus dem Haltungs- und Bewegungsapparat, den daran befestigten inneren Organen, dem Nervensystem, welches die Organe und Muskeln neurologisch versorgt, und dem Kreislauf (Blut- und Lymphsystem), der die muskulären, knöchernen, organischen und neurologischen Bereiche ver- und entsorgt.
  Der Mensch ist mehr als eine Summe seiner Einzelteile. Haben Muskulatur, Gelenke, Organe, Kreislauf und Nervensystem ihre volle Funktionalität, so sind auch der geistig-mentale und seelisch-emotionale Bereich in ihrer Funktion stabil.
  Vergleichbar mit den verschiedenen Instrumenten eines Orchesters, ergeben alle zusammen noch keine funktionierende Harmonie – erst das anatomische und physiologische Zusammenspiel der Einzelteile ergibt einen guten Klang.
  Dieses Prinzip der Ganzheitlichkeit macht die dynamische Wechselbeziehung und Untrennbarkeit zwischen den einzelnen Elementen – Körper, Geist und Seele – des Menschen sehr deutlich.

- **Das zweite Prinzip: Der Körper verfügt über Selbstheilungskräfte.**

  Der osteopathische Glaube ist ein Vertrauen in die intelligente Ordnung der Natur. Unser Körper steht allzeit unter dem Einfluss innerer und äußerer Reize. Seine Aufgabe besteht darin, diese zu bewerten und auszugleichen.
  Das Potential der Selbstheilungskräfte unseres Körpers ist uns nicht genug bewusst. Unser Körper reguliert und kompensiert – und dies 24 Stunden am Tag. Und er regelt alles ohne unser bewusstes Zutun. Bakterien, Viren, Pilze und Parasiten kann unser Körper sehr gut immunologisch abwehren und uns gesund erhalten. Dem Körper steht eine Vielzahl von Regulationssystemen zur Erhaltung des Gleichgewichts zur Verfügung.
  Wenn der Körper sein Gleichgewicht bewahrt, sind wir gesund. Gibt es allerdings zu viele „Baustellen" in der Einheit Mensch, dann sind Energie und Kraft der Person zu verstreut und können nicht mehr gezielt auf eine Disposition oder körperliche Schwachstelle gerichtet werden. Dies hat eine Erkrankung zur Folge.
  Daher ist es wichtig, die bestehenden Dispositionen zu erkennen und die Zahl so gering wie möglich zu halten.

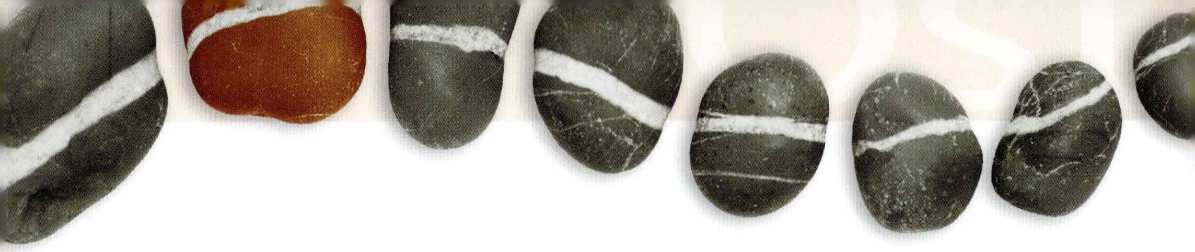

Der osteopathisch arbeitende Therapeut mobilisiert hypomobile Strukturen, verbessert die Zirkulationskraft des Körpers und unterstützt die Erhaltung des vitalen Gleichgewichts. Zusätzlich gibt er Hinweise zur eigenverantwortlichen Gesundheitspflege. Hierzu zählen neben Ernährungsrichtlinien auch spezielle Übungsprogramme, mit denen der körperliche, geistig-mentale und seelisch-emotionale Anteil wunderbar in seiner Regenerationskraft unterstützt werden kann.

- **Das dritte Prinzip: Die Funktion bildet die Struktur und umgekehrt.**

Funktion und Struktur bedingen einander. Das kennen Sie bereits! Dazu ein Beispiel:
Wenn jemand nach einigen Wochen den Armgips abgenommen bekommt, dann ist der Arm im bis dato eingegipsten Gelenk deutlich dünner und weniger mobil als der andere Arm. Die Muskelmasse (= Struktur) hat sich zurückgebildet, da weder Kraft noch Mobilität (= Funktion) gefordert wurden. Dann gibt es krankengymnastische Übungen, die übrigens auch zuhause weitergemacht werden sollten. Man kann nun fast zusehen, wie sich die Muskelkraft und die Mobilität wieder aufbauen. Durch die geforderte Funktion (Kraft/Mobilität) der Muskulatur nimmt die Struktur wieder zu (Muskelmasse). Eine gesteigerte Funktion verlangt mehr an Struktur.
Das Gleiche gilt für eine Zelle, aber auch für ein Gewebe, ein Organ und den gesamten Körper. Die Funktion eines Organs ist abhängig von der eigenen Struktur und der Organstruktur seiner Umgebung, mit der es in einem funktionellen Verband zusammenwirkt. Die Lunge funktioniert gut, wenn ihre eigene Struktur stimmt, dass heißt, hier liegen keine einschränkenden Veränderungen vor. Wichtig sind aber auch der Brustkorb als elastisches Raummodell und die Durchblutung des Herzens.
Anatomie und Physiologie des Körpers bilden also eine Einheit. Ist nur eine Funktion in diesem Zusammenspiel beeinträchtigt, so beginnt der Körper zu kompensieren. Hat der Körper die Möglichkeit, so ist die Kompensation effektiv und die allgemeine Funktion, in unserem Beispiel die Atmung, bleibt gewährleistet.
Besteht eine nur eingeschränkte Möglichkeit der Kompensation, wird die Atmung in ihrer Funktion vermindert sein und letztendlich auch das Herz darunter leiden. In diesem Fall wird die Kompensation an einer anderen Stelle und in einer anderen Funktion gesucht. Kann der Körper nicht mehr kompensieren, entsteht eine Krankheit.

Zusammengefasst bedeutet das, eine gestörte Beweglichkeit der Struktur zeigt sich in einer gestörten Funktion.

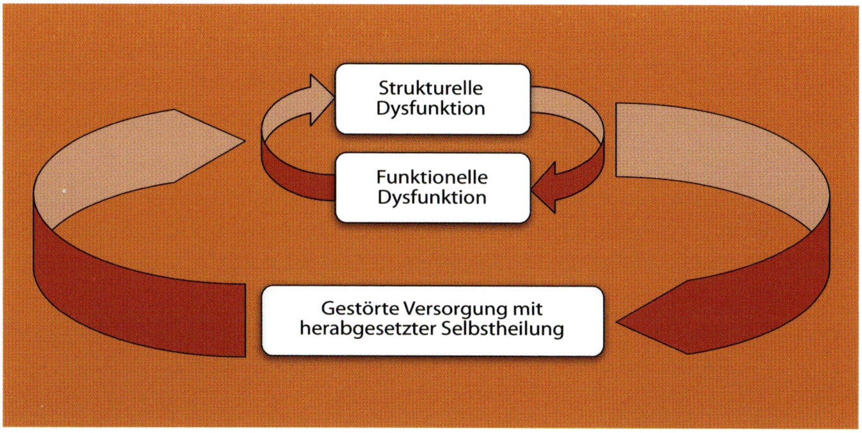

Das zeigt sich im Befund über

- das Ausmaß der Beweglichkeit,
- die Richtung der Beweglichkeit,
- den Rhythmus der Beweglichkeit und
- den Spannungszustand der Gewebe.

Der osteopathisch arbeitende Therapeut stimuliert die Struktur in Richtung normaler Bewegungsqualität und Bewegungsquantität, um die Funktion zurückzugewinnen. Einen strukturellen Schaden kann der osteopathisch arbeitende Therapeut nicht beheben.
Die Selbstheilungskräfte des Körpers können die Struktur im Laufe der Zeit im positiven Sinn verändern.

- **Das vierte Prinzip: Die osteopathische Therapie folgt den ersten drei Prinzipien.**

In der osteopathischen Behandlung werden alle drei Prinzipien genutzt, um den Organismus dabei zu unterstützen, sich selbst zu helfen. So können die Beschwerdesymptome auf der körperlichen, geistig-mentalen und seelisch-emotionalen Ebene vollständig beseitigt oder zumindest deutlich reduziert werden.

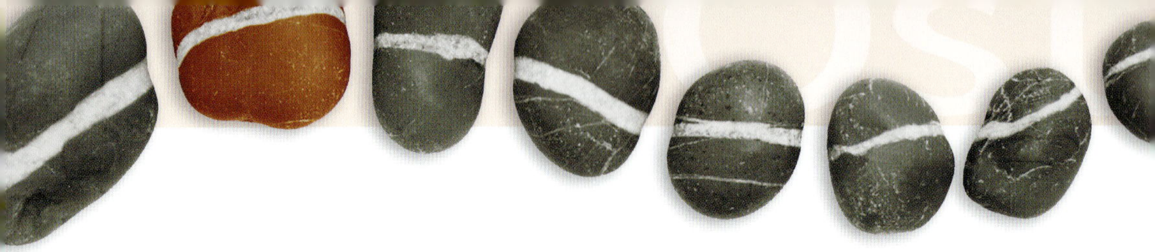

Wichtige Methoden der Osteopathie

Genauso vielfältig und individuell wie der Mensch mit seinen schillernden Facetten existiert, so gibt es auch eine große Zahl an osteopathischen Methoden. Damit werden die einzelnen Funktionen an Körper, Geist und Seele wiederhergestellt. Zumindest wird eine Optimierung auf dem Weg zur Freiheit von Schmerz oder anderen Symptomen erreicht.

Im Rahmen der Anamnese und Befunderhebung hat sich der osteopathisch arbeitende Therapeut bereits einen Überblick über die bestehenden „Baustellen" im Körper verschafft. Mit seinem osteopathischen Wissen kennt er die funktionellen

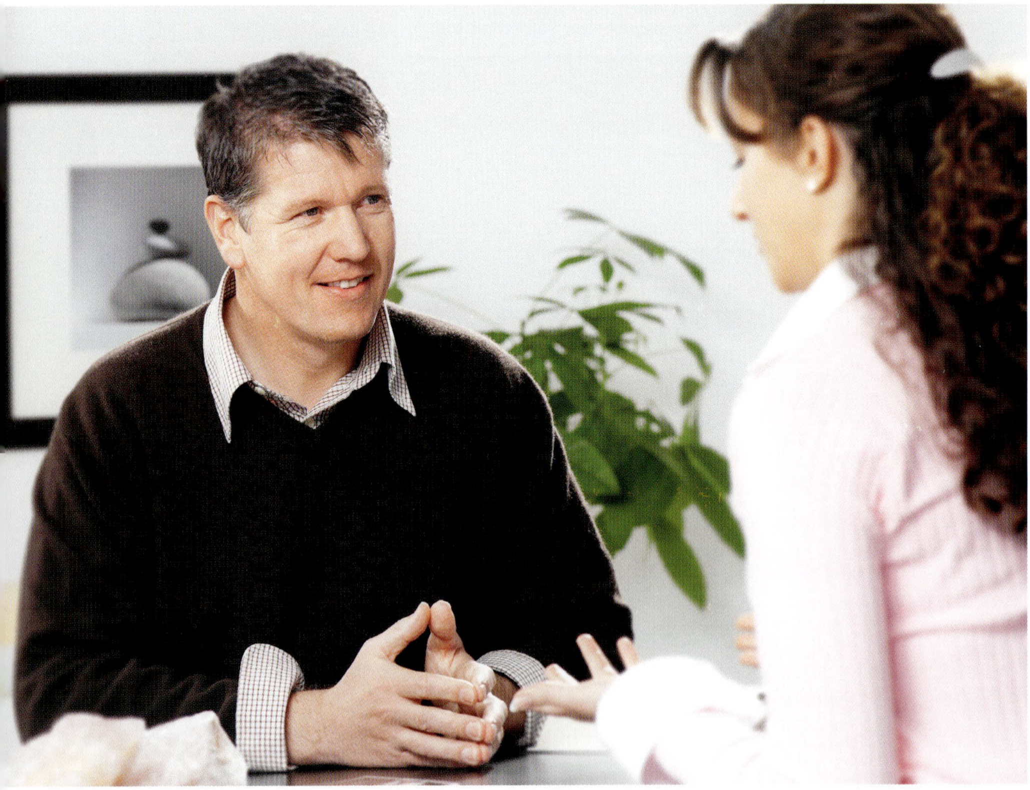

Zusammenhänge aus anatomischer und physiologischer Sicht. Somit ergibt sich ein aussagekräftiger Schwerpunkt für die bestehende Symptomatik. Dies bedeutet, dass das Ausräumen der „Baustellen“ oberste Priorität hat.

So stehen dem Menschen seine Selbstheilungskräfte auf allen Ebenen wieder voll zur Verfügung, die bisher bestehenden Symptome werden überflüssig.

Der ganze Mensch ist jederzeit osteopathisch komplex zu behandeln.

Zum besseren Verständnis der osteopathischen Behandlungsmethodik werden hier die nicht frei voneinander trennbaren verschiedenen Behandlungsansätze erklärend unterteilt, und zwar in die parietale, die viszerale und die kraniosakrale Osteopathie.

Der feine Unterschied in den Behandlungsansätzen liegt einzig in der jeweils zu behandelnden Struktur und der dadurch bedingten osteopathischen Arbeitsweise.

Die Auswirkungen betreffen wieder den ganzen Körper.

Die parietale Osteopathie

Die parietale Osteopathie beschäftigt sich mit dem Bewegungsapparat. Dazu zählen die Wirbelsäule, das Becken und die Extremitäten. Die Behandlungsschwerpunkte sind in der Muskulatur, den Gelenken oder dem Sehnen- und Bandapparat zu sehen. Diese werden dann manuell gelöst, entspannt und mobilisiert. Dazu bedient sich der osteopathische Therapeut direkter oder indirekter Techniken.

So kann mit einer direkten Technik (HVLA) ein bewegungseingeschränktes Gelenk oder eine Dysfunktion (Blockierung) in der Wirbelsäule gelöst werden. Dabei wird mit einer hohen Geschwindigkeit (**H**igh **V**elocity) über einen kurzen Weg (**L**ow **A**mplitude) die bestehende Bewegungseinschränkung beseitigt.

Zu den indirekten Techniken zählen die vorbereitenden Muskeltechniken, Faszientechniken und funktionellen Techniken, erst dann kann es im Bedarfsfall zur notwendigen Manipulation kommen.

In Kombination und in Vorbereitung auf die HVLA-Techniken können zum Beispiel **M**uskel-**E**nergie-**T**echniken (MET) von Mitchell angewandt werden. Damit

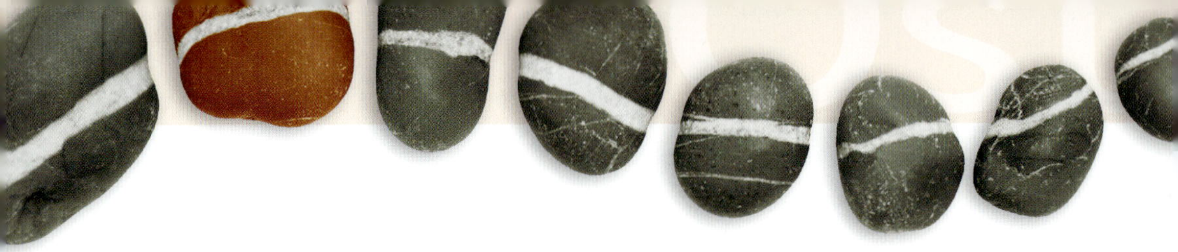

wird sowohl die Mobilität als auch die Zirkulation von eingeschränkten Gelenken ohne Belastung gelöst. Hierbei wird der Patient aufgefordert, in die freie Bewegungsrichtung isometrisch anzuspannen. Anschließend sucht der osteopathisch arbeitende Therapeut die neue motorische Barriere auf. Das Gelenkspiel erweitert sich.

Beispiel:

Der Patient kann sein Schultergelenk nicht weit nach außen drehen (Außenrotation). Das Gelenk wird ohne Anstrengung so weit wie möglich nach außen gedreht. Dann drückt der Patient ca. 5 bis 10 Sekunden nach innen, gegen den Widerstand des osteopathischen Therapeuten. Anschließend entspannt der Patient, und gemeinsam wird eine neue Bewegungsgrenze gefunden. Dieser Vorgang wird etwa drei- bis fünfmal wiederholt. Danach ist das Bewegungsausmaß deutlich größer.

Natürlich werden die Muskulatur, die Sehnen und Bänder oftmals direkt über Weichteiltechniken wie Strain-Counterstrain (Jones-Technik), Querfriktion oder Massagetechniken aus ihren Überspannungsmustern befreit. Da ein Muskel mindestens über ein Gelenk zieht, hat dies zur Folge, dass auch das entsprechende Gelenk wieder freier beweglich und zunehmend schmerzarm ist.

Die viszerale Osteopathie

Die viszerale Osteopathie befasst sich mit den Bewegungen der inneren Organe. Auch die inneren Organe haben ein gewisses Maß an Beweglichkeit (Mobilität). Durch die Aufhängungen und Befestigungen am Haltungs- und Bewegungsapparat sind sie mit dem Muskel-/Skelettsystem sehr direkt verbunden.

Bei der näheren Betrachtung der Atembewegungen (siehe Seite 28) wurde das Mitbewegen der Organe bereits verdeutlicht.

Ursachen einer gestörten Organmobilität können sein:

- **Die funktionelle Fixation:** Das Organ ist in Abhängigkeit von den Kontakten zu Nachbarorganen verklebt, eine normale Beweglichkeit ist nicht möglich.

- **Die positionelle Fixation:** Die Lage des Organs ist zusätzlich zur funktionellen Fixation verändert.
- **Die ligamentäre Fixation:** Das Organ hat eine Senkung durchgemacht, durch altersbedingten Elastizitätsverlust des Gewebes oder andere Ursachen.
- **Die muskuläre Fixation:** Diese Fixation ist bedingt durch den überhöhten Tonus der Hohlorgane (z.B.: Ein Magen verkrampft durch Stress, eine Magenschleimhautentzündung folgt und als Reflex eine Läsion im Brustwirbelsäulenbereich).

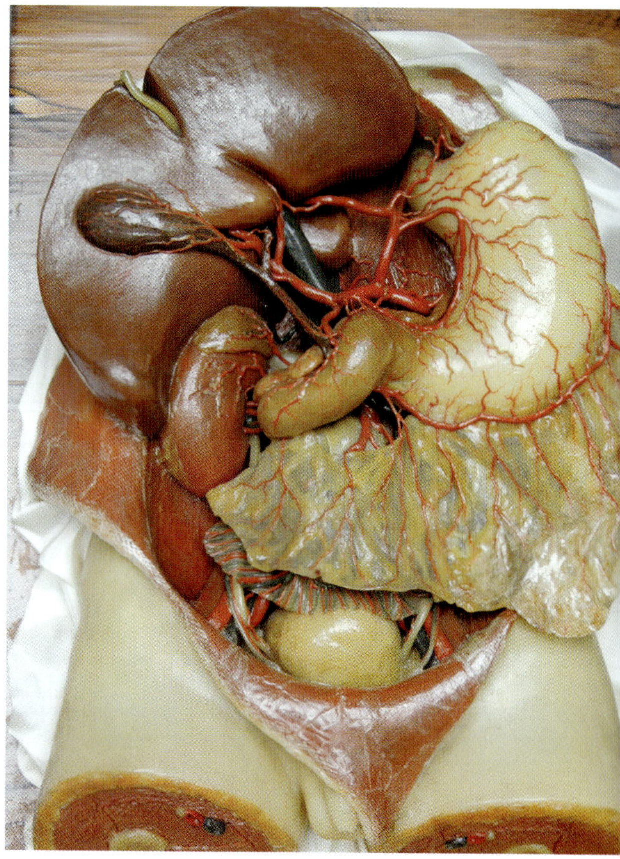

Eine Studie der vegetativen Innervation der Organe verdeutlicht den Zusammenhang eines viszero-parietalen Reflexes für Wirbelsäulenbeschwerden, andererseits kann die Läsion der Wirbelsäule über den parieto-viszeralen Weg die Organe ebenso aus dem vegetativen Gleichgewicht bringen.

Zusammenfassend gilt:

Hat ein Organsystem ein Problem (funktionell, Narbenzügel, Verklebungen durch Entzündungen o.a.), baut es einen erhöhten Tonus (Spannung) auf. Auch die Aufhängung des Organs weist eine deutlich erhöhte Spannung auf. Der Körper versucht den Stresslevel (Zug-Reiz auf das Organ) zu minimieren. Er stellt den Haltungs- und Bewegungsapparat auf dieses organisch bedingte Spannungsmuster ein. Durch diese Kompensation ist die Mobilität des paritalen Systems (Muskel-/Skelettsystem) ebenso deutlich reduziert.

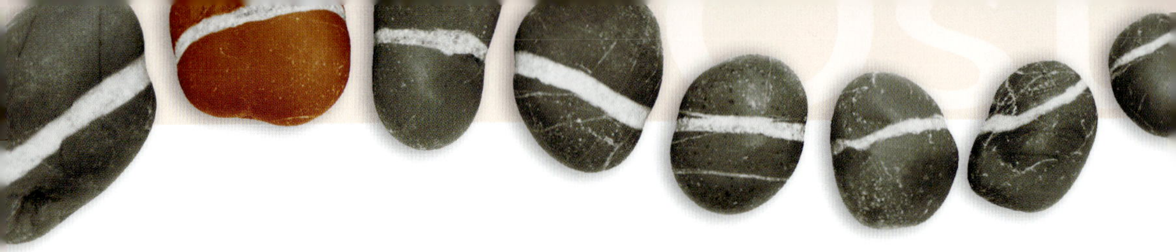

Die kraniosakrale Osteopathie

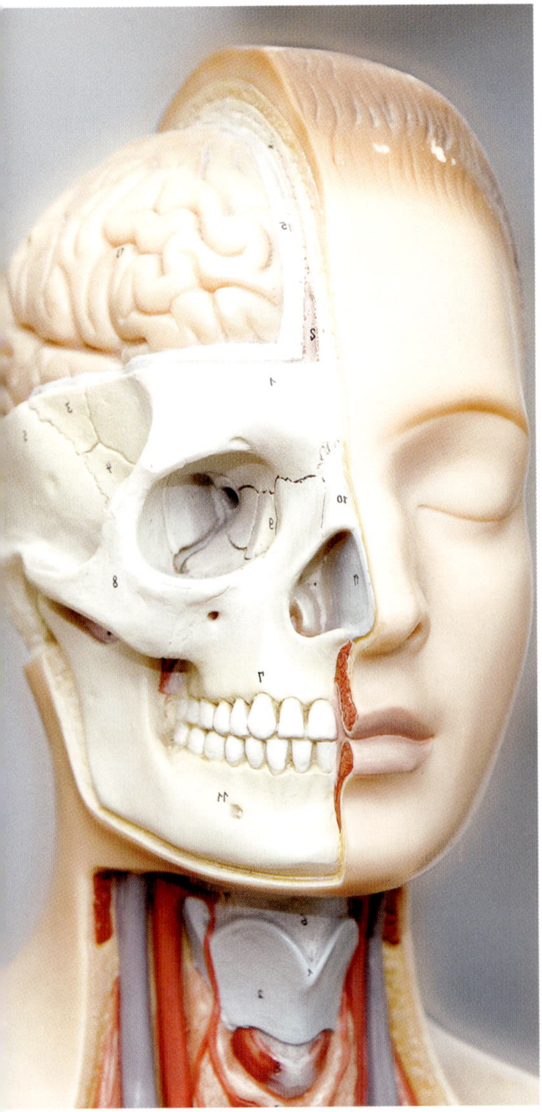

Es wurde bereits erläutert, dass nach W.G. Sutherlands Auffassung Schädelnähte und Suturen eine wichtige Rolle in der Nährstoffversorgung des Gehirns spielen. Er ist der Entdecker des PRM – des primären respiratorischen Mechanismus.

Der Liquor cerebro spinales (LCS, Gehirnflüssigkeit) wird in einem arteriellen Plexus gebildet. Die Liquorbildung erfolgt rhythmisch, daher nennt es sich „die primäre Atmung". Sie folgt einem Rhythmus von 8 bis 14 × pro Minute. Dadurch entsteht im Gehirn ein minimaler Überdruck, dieser versetzt die Schädelnähte in Bewegung (Mobilität).

Die Flexibilität der Schädelknochen lässt diese Bewegung zu. Die Suturen lenken die Bewegung. Wenn ein gewisser Spannungsgrad erreicht ist, melden diese über eine Rückkopplung an den arteriellen Plexus, die Liquorausschüttung zu stoppen.

Der LCS durchläuft die vier Hirnventrikel, den Subarachnoidalraum und fließt dann im Duralraum der Wirbelsäule ab, letztlich über feine Kollagenfasern in die Körperfaszien und somit in den ganzen Körper.

Der Kreislauf schließt sich, wenn sich der LCS mit der Lymphflüssigkeit mischt und venös aufgenommen wird. Intrakranial wird der LCS durch die Arachnoidalzotten aufgenommen und gelangt über die Sinusse in die Vena jugularis.

Die Knochen bewegen sich während der Liquorabsorbtion (venöses System) zurück in ihre Ausgangsposition.

Sowohl das Gehirn als auch das Rückenmark sind umgeben von festen Membranstrukturen:

- der Falx cerebri,
- der Falx cerebelli,
- dem Tentorium cerebelli,
- der Dura mater.

Diese unelastischen Membranen nannte Sutherland „reziproke Spannungsmembranen". Sie leiten die Impulswelle des Liquors weiter an die Schädelknochen, diese Bewegungsimpulse können am Schädel ertastet werden. Über die Dura mater wird diese Bewegung dann an das Kreuz- und Steißbein weitergegeben. So erklärt sich das mögliche Erspüren des PRM am Becken, Sacrum, an der Wirbelsäule und über die Faszien im gesamten Körper.

Zusammengefasst lässt sich sagen, dass der PRM die eigenständige Bewegung (Motilität) des Gehirns darstellt. Ohne diese Motilität wäre eine Versorgung der Gehirnzellen und Gehirnnerven sowie des gesamten Körpers nicht möglich.

Störungen entstehen, wenn der LCS unfrei zirkuliert, durch eingeschränkte Beweglichkeit der Schädelknochen, der Wirbelsäule oder des Beckens. Jetzt lassen sich vielseitige Folgen erahnen. Durch Traumata, OPs am Schädel, Kreuzbein oder Steißbein, die eigene Geburt, Zahnbrücken oder Zahnspangen gibt es physiologisch bedingte Bewegungseinschränkungen am kraniosakralen System.

Beispiel:

Ist ein Bein verkürzt (anatomisch kürzer oder angepasst durch eine Beckentorsion), wird der daraus folgende Beckenschiefstand über die Dura mater die Schädelmotilität beeinflussen. Kann in diesem Fall keine Kompensation hergestellt werden, kann das zu Blockierungen im Schädelplattensystem und zu einer Dysfunktion des PRM kommen. Die Folgen können in möglichen Schmerzsymptomen, vegetativen Zuständen, Augenproblemen usw. liegen – je nach Lokalisation der sich auswirkenden Dysfunktion.

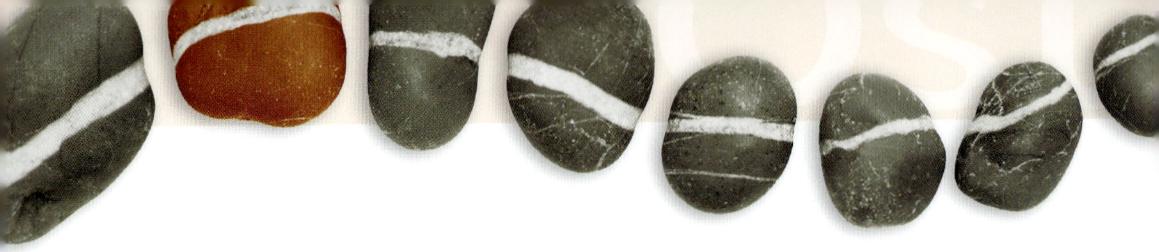

Die Basis osteopathischen Denkens und Handelns

Wenn der Organismus nicht richtig arbeitet, liegt das nicht an seiner Ausstattung, sondern in der Ursache fehlerhafter Anweisungen. Bewegung ist Ausdruck von Lebenskraft, die sich als Funktionieren des Körpers äußert.

Der Osteopathie-Termin

Der erste Termin beim Osteopathen

Der Beginn des Gespräches wird Ihnen vertraut vorkommen, Sie berichten über Ihre Beschwerden und der behandelnde Osteopath macht sich Notizen dazu. Dann beginnt er mit der Anamnese und stellt Fragen zu früheren Krankheiten, Unfällen und Operationen sowie Lebensgewohnheiten und Arbeitsbedingungen. Eventuell wird es hier schwierig, sich daran zu erinnern, ob Sie in letzter Zeit mit dem Fuß umgeknickt sind, ob Sie als Kind vom Fahrrad gestürzt sind oder was Ihnen Ihre Eltern über den Verlauf Ihrer Geburt erzählt haben.

Sie wundern sich dann vielleicht, was das mit Ihrer rechten Schulter zu tun haben soll. Möglicherweise sehr viel ...

Denn geringfügige Verletzungen an Knochen, Muskeln und Geweben, die zum Beispiel beim Fahrradsturz entstehen, können zu Störungen führen. Die meisten Störungen kann der Organismus selbst ausgleichen – so entlastet der Körper überanstrengte und geschädigte Muskeln und Gelenke automatisch und verteilt die Aufgaben der Körperteile auf andere – soweit dies möglich ist.

Ist dieser Zustand langanhaltend, kommen möglicherweise weitere Belastungserscheinungen dazu – dann kann vermeintlich plötzlich eine scheinbar unerklärliche Beschwerde, wie Probleme in Muskeln, Gelenken oder inneren Organen, auftreten.

Würde sich der Osteopath jetzt nur darum kümmern, wären diese Beschwerden bald wieder da. Die Nachhaltigkeit verlangt eine Ursachenfindung.

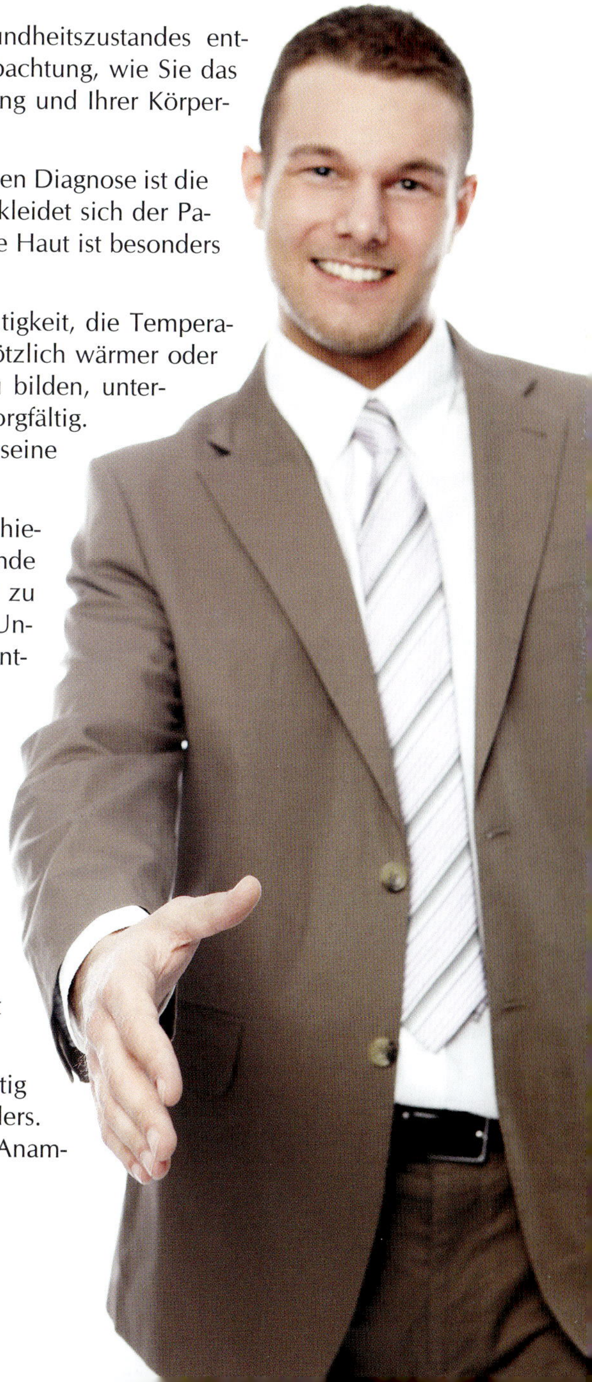

Die ersten Informationen Ihres Gesundheitszustandes entnimmt der Osteopath bereits der Beobachtung, wie Sie das Sprechzimmer betreten, aus Ihrem Gang und Ihrer Körperhaltung.

Das wichtigste Mittel zur osteopathischen Diagnose ist die körperliche Untersuchung. Hierfür entkleidet sich der Patient bis auf die Unterwäsche, denn die Haut ist besonders aufschlussreich.

Wie ist ihre Durchblutung, ihre Feuchtigkeit, die Temperatur, wird sie an bestimmten Stellen plötzlich wärmer oder kälter? Um sich darüber ein Urteil zu bilden, untersucht der behandelnde Osteopath sorgfältig. Sein wichtigstes Diagnosegerät sind seine Hände.

Schon innerhalb der Ausbildung wird hierauf besonders Wert gelegt. Die Hände werden geschult, um zu „sehen" und zu „hören", so können sie während der Untersuchung „Fragen" stellen und die „Antworten" verstehen.

Auch die Beweglichkeit von Gelenken und Wirbeln wird überprüft. Der Kopf wird ausführlich untersucht und Organe werden palpiert. Der Osteopath kann so feststellen, ob das Organ verhärtet oder seine Lage, Beweglichkeit und Eigenbewegung verändert ist.

Diese Störungen können gleichsam durch behutsames Berühren behandelt werden.

Auch wenn ein Beschwerdefall eindeutig erscheint, liegt die Ursache oft woanders. Aus diesem Grund ist eine ausführliche Anamnese unerlässlich.

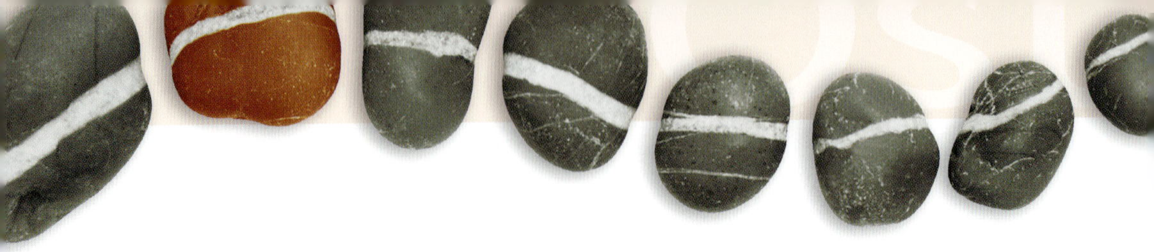

Die Anamnese oder Bestandsaufnahme

Eine gute Anamnese ist eine schwierige Herausforderung. Zum einen geht es darum, mögliche Erkrankungen auszuschließen, zum anderen darum, ausreichend Informationen zu bekommen, um den Patienten mit seinen Beschwerden individuell zu behandeln. Informationen über den Lebensstil, die Gewohnheiten, Hobbys, sportliche Aktivitäten und sonstige Beschäftigungen werden benötigt, um ganzheitlich zu behandeln.

Im Wesentlichen gibt es für das osteopathische Anamnesegespräch bestimmte Fragen. Trotz allem können zur aktuellen Befundaufnahme einige dazukommen, daher gelten sie nur als Orientierungsmöglichkeit.

Die Symptome, die Sie schildern, geben dem Osteopathen wichtige Hinweise, zum Beispiel hinsichtlich akuter oder chronischer Beschwerden. Die Antworten der gestellten Fragen können auch Hinweise geben, wie sich Organe und Organsysteme gegenseitig beeinflussen.

Vor allem die Fragen zu Ihren Lebensgewohnheiten, zur Arbeit und Freizeitgestaltung sind für Sie persönlich gedacht.

Nehmen Sie sich Zeit, um diese Fragen zu beantworten, und schreiben Sie sich Ihre Antworten auf, um sie im Anschluss zusammenfassend durchzulesen.

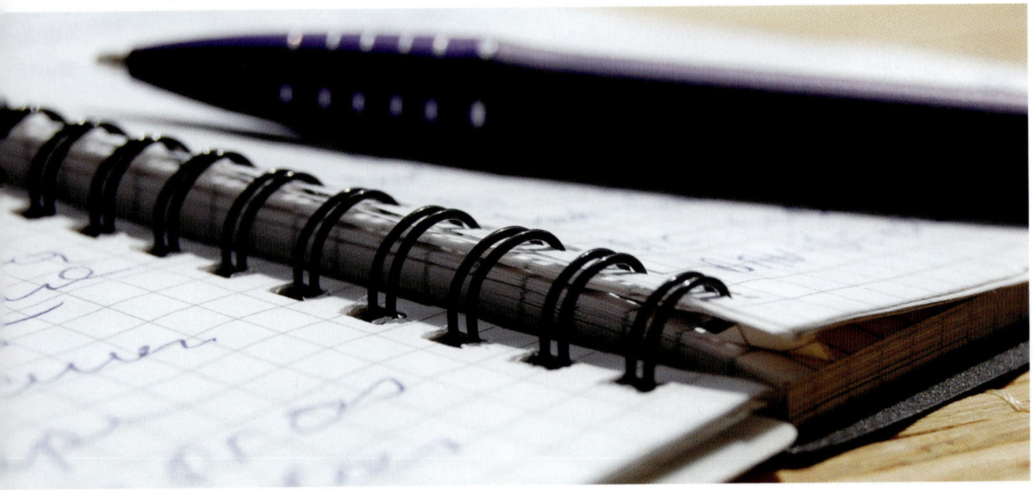

Diese Form der schriftlichen Bestandsaufnahme ermöglicht eine reflektierende Sichtweise auf die positiven wie negativen Einflüsse, die sich auf Ihr Wohlbefinden auswirken.

Eine osteopathische Behandlung soll den Organismus stimulieren, sich selbst zu helfen.

Diesen Prozess können Sie mit einer bewussten Ernährung und ausreichender Bewegung unterstützen. Dazu mehr im später folgenden Kapitel „Gesundheit aus eigener Kraft".

Fragen zur Anamnese

Wie geht es Ihnen?

Aktuelle Beschwerden oder Krankheitsgeschichte:

- Welche Beschwerden haben Sie?
- Seit wann?
- Wo treten diese Beschwerden auf, nur in bestimmten Körperbereichen, einseitig oder auf beiden Seiten, oder ist der ganze Körper betroffen?
- Wie oft treten diese Beschwerden auf, treten sie in bestimmten Abständen auf?
- Zu welchen Tageszeiten und in welchen Situationen sind die Beschwerden am stärksten?
- Was kann sie verschlimmern oder verbessern?
- Haben Sie bereits Maßnahmen unternommen, um die Beschwerden positiv zu beeinflussen? (Beispiel: Ernährungsumstellung, umgestalteter Schlafplatz ...)
- Gibt es auslösende Situationen für die Beschwerden?
- Sind diese Beschwerden bereits bekannt, wann traten sie erstmals auf?
- Wurden Sie aufgrund dessen behandelt? Wenn ja: mit welchen Mitteln (medikamentös, therapeutisch, psychologisch)?

Chronische Beschwerden:

- Haben Sie chronische Krankheiten? (Beispiele: Allergien, Diabetes, Reizdarm, frühere Krebserkrankung)
- Welche chronischen Erkrankungen und Beschwerden sind Ihnen aus Ihrer Familie (Eltern, Großeltern, Geschwister) bekannt?

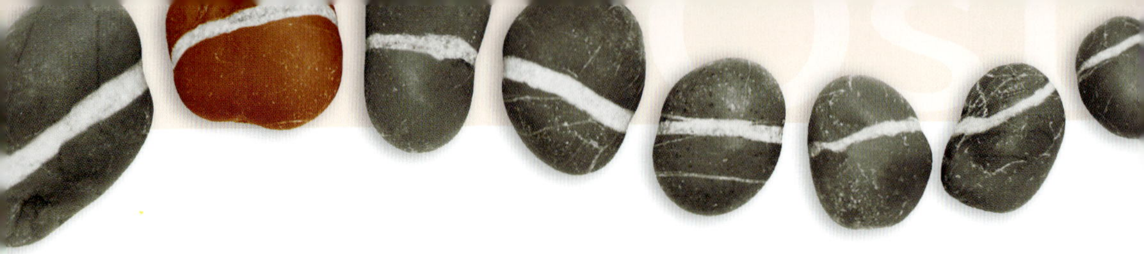

Krankheitssymptome sind immer mit Veränderungen der Gewebespannung oder -beweglichkeit verbunden.

Unfälle, Verletzungen, medizinische Eingriffe, Schwangerschaften:

- Gab es in Ihrem Leben Unfälle? Wann? (Beispiele: Stürze als Kind, Verkehrsunfall, Sturz bei Hausarbeit, beim Renovieren)
- Welche Verletzungen haben Sie und wo?
- Gab es Operationen? Wenn ja: welche und wann sind Sie operiert worden?
- Welche zahnärztlichen Eingriffe sind vorgenommen worden? (Beispiele: Ziehen von Weisheitszähnen, Einsetzen von Kronen, Implantaten)
- Wie oft waren Sie schwanger, wie viele Kinder haben Sie geboren, gab es Komplikationen in der Schwangerschaft oder während der Entbindung?
- Was wissen Sie über den Verlauf Ihrer Geburt? (Einleitung, Saugglocke, Zange)
- Hatte Ihre Mutter gesundheitliche Schwierigkeiten während der Schwangerschaft?
- Welche Impfungen haben Sie erhalten? (im Wachstumsalter, Grippeschutz, Reiseimpfschutz)
- Nehmen Sie Medikamente ein? (auch pflanzliche, homöopathische Präparate)
- Gibt es zusätzliche Nahrungsergänzungsmittel?

Darauf folgen die Fragen zu Ihren Körperfunktionen.

Interessant für den Osteopathen ist die ausgeprägte Gewohnheitsatmung.

- Findet Ihre Atembewegung eher im Brustkorb statt oder atmen Sie vermehrt in den Bauch?
- Leiden Sie häufiger an Heiserkeit?
- Kennen Sie das Phänomen, dass Ihnen die Luft knapp wird, wenn Sie länger reden?

Auch die Verdauung wird näher beleuchtet, und es könnten Fragen gestellt werden, wie:

- Leiden Sie öfter unter Verstopfungen?
- Wie oft haben Sie Stuhlgang, und wie ist dessen Konsistenz?
- Treten Verdauungsstörungen unter bestimmten Belastungen gehäuft auf?

Differenziertere Fragen zu den Nieren und harnableitenden Organen hinsichtlich der Urinmenge und dem Trinkpensum des jeweiligen Tages können hinzukommen.

- Steht die Urinmenge im Verhältnis zum jeweiligen Tagestrinkpensum?
- In diesem Zusammenhang kann die Häufigkeit der Miktion erfragt werden.
- Treten dabei manchmal Schmerzen auf, oder kommt der Urin nur tröpfchenweise?

Die Antworten auf all diese Fragen ergeben zusammen ein Bild zum Gesundheitszustand des Patienten. Fragen zu den Lebensgewohnheiten, wie zum Beispiel zur Ernährung, zum Bewegungsverhalten und einem eventuell angewöhnten Genussverhalten (Kaffee, Zigarettenkonsum, Alkohol), erweitern die Aussagekraft.

Ganz entscheidend für die Regenerationskraft des Körpers sind eine ausreichende Schlafqualität und -quantität.

- Wann stehen Sie auf, wann gehen Sie normalerweise zu Bett?
- Wie viele Stunden schlafen Sie im Schnitt?
- Fühlen Sie sich nach dem Aufwachen erholt und ausgeruht?

Die Berufstätigkeit mit ihren Arbeitsbedingungen und den physisch und psychischen Anforderungen ist ein wichtiger Aspekt, genauso wie Fragestellungen zum Freizeitverhalten und zur Familiensituation. Denn gerade die private Situation eines Menschen hat einen großen Einfluss auf das Wohlbefinden. Dazu gehören Beziehungen, wie die Partnerschaft, die Familie und soziale Kontakte, wie Freundschaften. Auch der Wohnort und die Wohnqualität sind wichtig. Belastungssituationen in diesen Bereichen können auf Dauer Beschwerden auslösen oder verschlimmern.

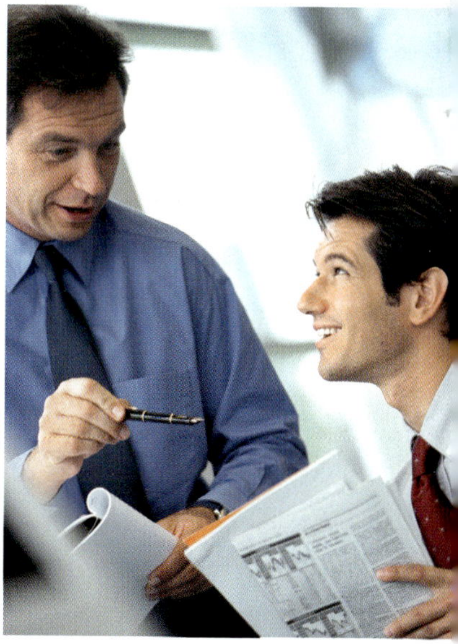

Die Veränderung der Lebensgewohnheiten kann in Verbindung mit einer osteopathischen Behandlung die Beschwerden (Störungen) beseitigen. Daher ist es besonders sinnvoll, sich seiner Lebensqualität bewusst zu werden.

Was brauche ich wirklich?

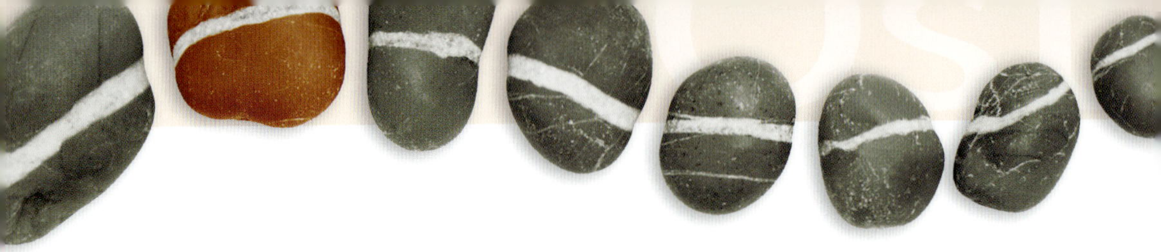

Dauer und Kosten einer osteopathischen Behandlung

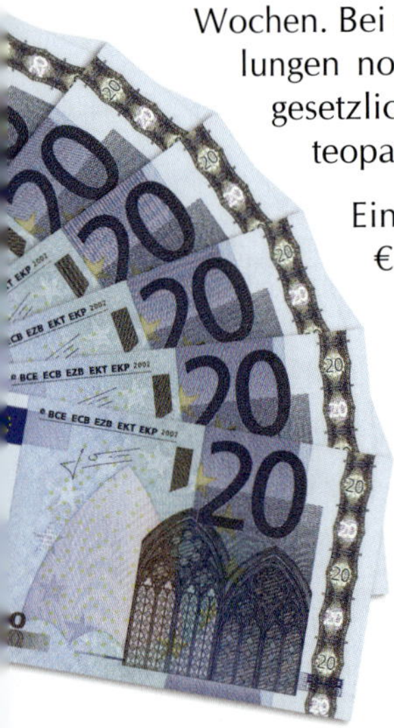

Bei akuten Beschwerden genügen oft zwei Termine im Abstand von etwa zwei Wochen. Bei chronisch rezidivierenden Leiden können sechs und mehr Behandlungen notwendig sein. In Deutschland beteiligen sich mittlerweile einige gesetzliche Krankenkassen anteilsweise an den Behandlungskosten für osteopathische Therapien.

Ein angemessener Kostenaufwand ist ein Stundensatz von € 100,- bis € 130,-.

Wer die Behandlungskosten selbst tragen muss, wird zu Recht überlegen, ob er sich diese Behandlung leisten kann und möchte. Grundsätzlich ist die Osteopathie jedoch eine „preiswerte" Medizin. Denn schulmedizinische Therapien verstärken sich durch sie häufig in ihrer positiven Wirkung, sodass sich ein Behandlungserfolg schneller einstellt. Bei einigen Krankheiten und vielen Beschwerden können Medikamente herabgesetzt oder teilweise ersetzt werden. Ein wichtiger Ansatz der osteopathischen Lehre und Praxis ist die Vorbeugung von Krankheiten.

Woran erkenne ich einen guten Osteopathen?

Ein Osteopath bezieht die Eigenverantwortlichkeit des Patienten für seine Gesundheit und sein Wohlbefinden in die Behandlung mit ein.

Bisher ist in Deutschland und Österreich die Bezeichnung des Osteopathen gesetzlich nicht anerkannt. So ist es möglich, dass sich auch Laien, die lediglich einige Wochenendkurse besucht haben, „Osteopathen" nennen.

Inzwischen gibt es in Deutschland mehrere Berufsverbände und Fachgesellschaften für Osteopathie, deren Mitglieder festgeschriebene Qualitätsstandards erfüllen müssen. Ein bekannter Berufsverband ist der Verband der Osteopathen Deutschland e.V. (VOD), Homepage: http://www.osteopathie.de. Auf Anfrage werden Adresslisten der Mitglieder verschickt.

In Österreich gibt es die OEGO, die österreichische Gesellschaft für Osteopathie (www.oego.org).

Ein qualifizierter, souveräner Behandler wird Ihnen gern Auskunft über seine Ausbildung geben, scheuen Sie sich daher nicht, danach zu fragen. Letztendlich können Sie nur selbst entscheiden, ob Sie buchstäblich „in guten Händen" sind oder nicht.

Wichtiger als Titel, ein breites Fachwissen und eine langjährige Erfahrung ist das Gefühl, dass der osteopathisch arbeitende Therapeut Sie ernst nimmt, sympathisch ist und während der Behandlung ganz für Sie da ist. So können Sie mit ihm arbeiten, denn er wird keine Wunder versprechen, sondern mit seiner Behandlung den natürlichen Selbstheilungskräften des Organismus den passenden Impuls geben, um aus eigener Kraft zu heilen.

Osteopathen, die ihren Beruf ernst nehmen, müssen hohen Ansprüchen gerecht werden: Osteopathie ist Philosophie, Wissenschaft und Kunst in einem.

Osteopathie und Schulmedizin

In den theoretischen Grundlagen stimmt die Osteopathie mit der Schulmedizin und anderen Naturwissenschaften größtenteils überein. Und so kann sie mit ihrer ganzheitlichen Sichtweise schulmedizinische Behandlungen gut ergänzen und stellt oftmals auch eine gleichwertige Alternative dar. Das betrifft vor allem Störungen, die noch keine Gewebsstrukturschäden aufweisen.

Sind Strukturschäden im Gewebe vorhanden, zum Beispiel bei Gelenkarthrosen, kann die Osteopathie diesen Zustand nicht umkehren, jedoch in Zusammenarbeit mit Ärztinnen und Ärzten den Erkrankten zu einer höheren Lebensqualität verhelfen oder bei bestimmten Krankheiten den Krankheitsprozess verlangsamen.

Osteopathische Behandlungen sind ebenso sinnvoll, wenn Störungen organischer Funktionen, des Wohlbefindens und ungünstige Einflüsse von außen zusammenkommen.

Grundsätzlich gilt aber:
Die Osteopathie ist kein Ersatz für die Schulmedizin!

Bei lebensbedrohlichen Erkrankungen helfen sowohl Medikamente als auch Behandlungen und Eingriffe der hochspezialisierten Schulmedizin.

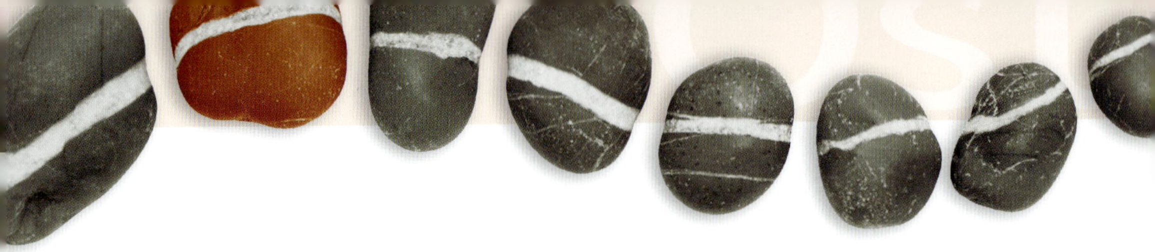

Gerade die Spezialisierung der Fachgebiete der Schulmedizin kann dazu führen, dass der Mensch in Teilbereiche seiner Gesundheit eingeteilt wird. Die Osteopathie kann hier mit ihrer ganzheitlichen Betrachtungsweise dazu beitragen, dass die medizinischen Spezialisten die Einheit Mensch im Blickfeld behalten.

Ganzheitliche Gesundheit – Leben im Gleichgewicht

ausgleichen – ausrichten – aufrichten

Leben ist Bewegung. Bewegungen sind Wandlungen, Veränderungen, die fortwährend stattfinden, außerhalb und innerhalb des Körpers.

Der Körper ist ständig in Bewegung.

Dazu gehören zum Beispiel
- der Herzschlag, ca.100.000 × pro Tag,
- die Atemfrequenz, ca. 20.000 × pro Tag,
- die Peristaltik des Darmes und Magens,
- das Schlucken,
- das Sprechen,
- das Blinzeln und Zwinkern ...

Ganz gleich, ob diese Bewegungen willkürlich oder vegetativ gesteuert sind, sie haben immer Einfluss auf andere Teile des Körpers. Für A.T. Still war das Leben im Gleichgewicht eine Verbindung zwischen Körper und mechanischen Prinzipien, mithin ist Leben Bewegung.

Wird die Bewegung begrenzt, ist auch das Leben eingeschränkt. Die Mobilität ist die Bewegung einer Struktur, die direkte Antwort auf die Lebendigkeit der Struktur.

In allen Strukturen des Körpers besteht Mobilität:

- ossal in Form von Biegespannungen und artikulärer Mobilität,
- myofaszial in Form von Spannungen,
- in einer Flüssigkeitsdichte äußert sich Mobilität durch Zirkulation.

Der osteopathisch arbeitende Therapeut sucht das Gleichgewicht zwischen der Qualität einer Organbewegung (Mobilität einer Struktur) und der quantitativen Amplitude der Bewegung (zeitlicher Rhythmus).

Leben

Leben ist also Bewegung – Lebendiges wird immer auf einen Reiz reagieren.

Leben heißt daher auch *agieren* und *reagieren*.

Der Reiz, der ein lebendes System trifft, wird nicht irgendwie, sondern stets sinnvoll und gezielt beantwortet. Stets wird die Reaktion des Organismus spezifisch sein, zweckmäßig programmiert, ausgerichtet auf das Ziel der Reparation, ja der Regeneration seiner Strukturen und Funktionen.

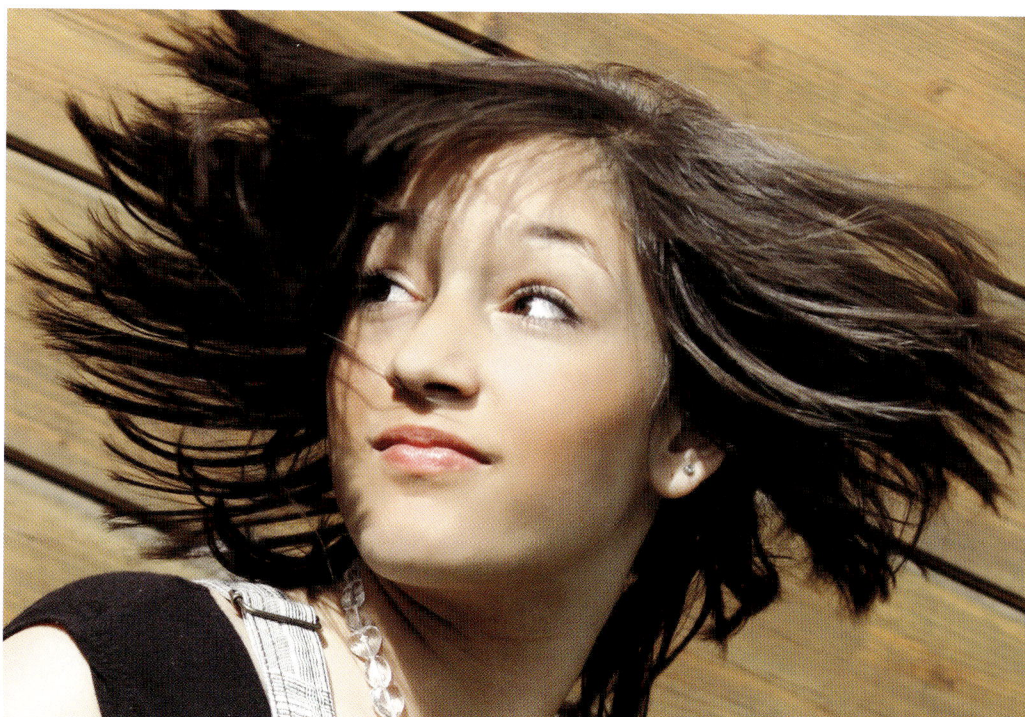

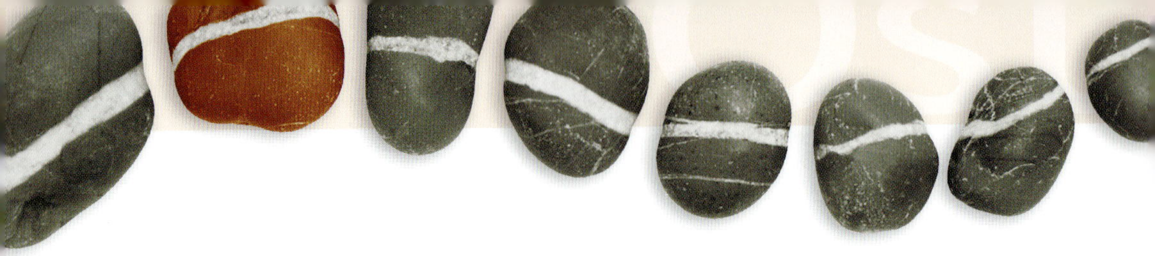

Leben kann also noch mehr:

Leben bedeutet auch *regulieren* und *regenerieren*.

Die Regulation ist die Aufrechterhaltung des morphologischen und physiologischen Gleichgewichtes im Organismus. Selbst unter starken Belastungen gewährleistet der Organismus die Selbsterhaltung und produktiven Leistungen der Regulationssysteme.

Die Ordnungsgesetze des Lebendigen fassen alle einzelnen Tätigkeiten zu einer Leistungseinheit zusammen. Die Fähigkeit zur Selbstheilung ist jedem Lebewesen eigen.

Solange sich Störfaktor und Reparaturfunktion im Körper ausgleichen, wird eine Gesundung aus eigenen Kräften möglich sein.

Die Gesundheit ist ein ausgewogenes Gleichgewicht zwischen Aktion und Reaktion, innen und außen.

Manchmal schleicht es sich allmählich ein und manchmal tritt es plötzlich auf: ein Unwohlsein, eine allgemeine Erschöpfung und das Empfinden, dass irgendetwas nicht stimmt. Das innere Gleichgewicht ist aus dem Lot geraten. Jeden Tag aufs Neue und in jedem Moment sind unsere inneren Kräfte darauf eingestellt und eingespielt, flexibel und kompensierend auf Herausforderungen, Irritationen und Störungen zu reagieren, die uns überwiegend gar nicht bewusst werden.

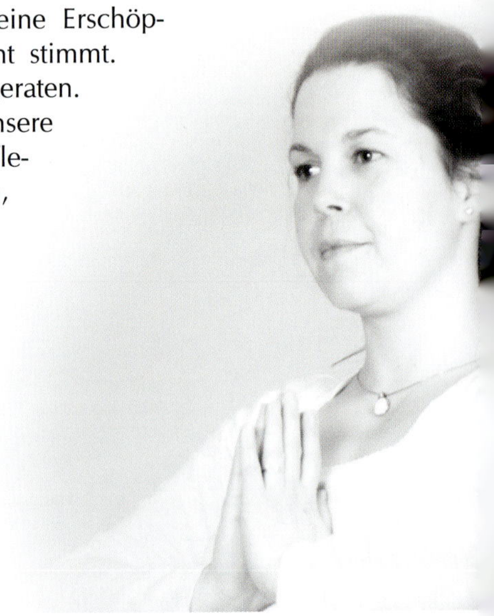

Sind diese Kräfte im Gleichgewicht, fühlen wir uns insgesamt gesund, kräftig, „ausgeglichen". Die innere Energiebilanz stimmt.

Ist das Gleichgewicht gestört, empfinden wir diesen Zustand als Labilität, Schwäche, Verletzlichkeit, Erschöpfung. Unser Körper ist vorübergehend nicht in der Lage, störende Einflüsse umfassend auszugleichen und schnellstmöglich wieder in die Balance zurückzukommen.

Jeder Mensch hat seine individuellen Schwachpunkte und Grenzen der Herausforderung, die er nicht ohne Folgen überschreiten kann. Das Gleichgewicht der Gesundheit braucht Bewegung.

Daher ist die Gesundheit individuell und nicht statisch berechenbar.

Leben im Gleichgewicht
Ein Leben im Gleichgewicht steht zwischen der Anpassungsfähigkeit innerer und äußerer Bedingungen und dem stetigen Wandel der qualitativen Funktionsfähigkeit und Funktionsmöglichkeit des Organismus.
Zu jedem Zeitpunkt ist Ihre Gesundheit die Summe aller Impulse, sowohl negativer als auch positiver, die aus Ihrem Bewusstsein hervorgehen.

Das allgemeine Gesundheitsverständnis

Solange man gesund ist, kümmert Gesundheit eher nicht. Und wenn es dann einmal anders ist, sind wir trunken vom Fortschritt und fordern, verlangen unbewusst das Recht auf eine Wunderbehandlung, eine Impfung gegen sämtliche Krankheiten oder eine Pille gegen Unglück.

Viele Menschen meinen zwar, dass sie bereits gesund leben, haben aber trotzdem nicht ihre volle Lebenskraft. Sie leiden an chronischen Beschwerden und müssen größere Anstrengungen meiden, um gesund zu bleiben.

Rein pauschale Empfehlungen zur Gesunderhaltung bringen wenig, dazu führt der moderne Mensch ein zu individuelles Leben. Es ist daher Zeit, Impulse für ein neues Gesundheitsbewusstsein zu setzen, das die Bedürfnisse der Menschen in der heutigen Zeit individuell berücksichtigt. Denn was dem Einen hilft, kann dem Anderen schaden!

Aber ist es nicht utopisch, Gesundheit zu fordern? Wir sind doch träge geworden, durch unsere sitzende Lebensweise, gestresst von unseren Problemen, bombardiert von Sorgen, Kummer, Pflichten und Verantwortung. Wie soll sich unter diesen Bedingungen Gelassenheit entwickeln?

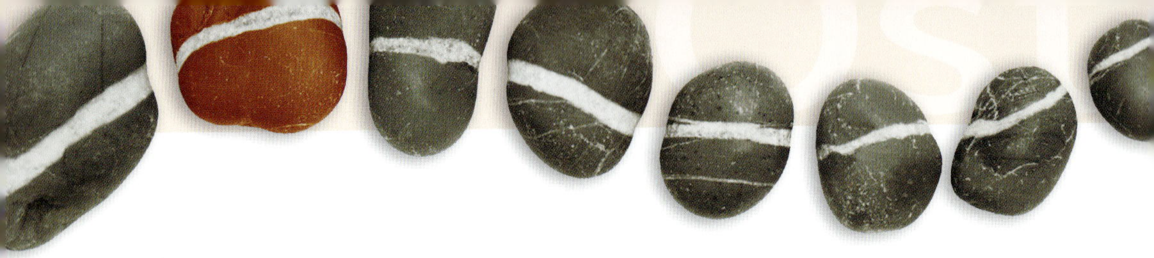

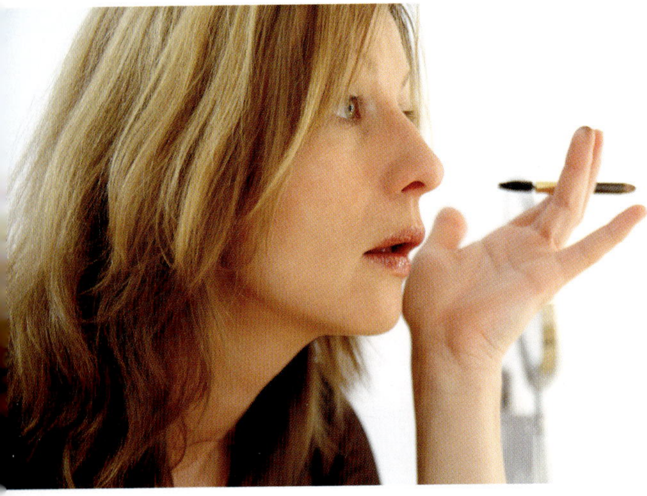

Eines ist klar: Wir müssen lernen, uns zu entspannen – moralisch und physisch.

Das Medienzeitalter spiegelt sich in uns, in der Faszination von Qualität und höchster Perfektion. Sein oder scheinen zu Sein. Unsere „Verführungskraft" hängt eng mit beruflichem Erfolg und unserem Glück zusammen. Vieles wird zugunsten eines vermeintlich „guten Aussehens" geopfert. Keine Falten – Schluss mit plumper Körperform ... Es lebe die *Superform*!

Niemand hat heute mehr das Recht, müde auszusehen. Wir zwingen uns, jung auszusehen und leben durch die Jugend.

Natürlich immer in Bewegung: im ohrenbetäubenden Lärm, allseits interessiert, umfassend informiert – immer auf der Jagd nach den neuesten Neuheiten.

Alles wird bis ins Letzte ausgekostet. Selbstverständlich sind die Tage dafür zu kurz geworden, um 24 Stunden zu arbeiten, sich zu bilden und zu vergnügen – und um zu schlafen.

Alle Mittel sind recht, um in Form zu „bleiben". Doch die Rechnung geht nicht auf.

Denn eines wird oft vergessen: Die Jugend zeichnet sich nicht nur durch ihren Überschwang an Energie und ihr gutes Aussehen aus, sondern vor allem durch ihre Fähigkeit, sich schnell zu erholen.

Wenn wir das beherrschen würden, wäre das Geheimnis jung zu bleiben, teilweise gelöst.

Gedanken

Du bist das, was du denkst!

Für jeden Bewusstseinszustand gibt es einen entsprechenden Zustand der Physiologie.

Betreibe Gedankenhygiene!

> *Alles, was wir sind, entsteht durch unsere Gedanken.*
> *Mit unseren Gedanken erschaffen wir die Welt.*
> *Sprich oder handle mit reinen Gedanken,*
> *und das Glück wird dir auf dem Fuße folgen*
> *wie ein Schatten, der nie von dir weicht.*
>
> Buddha Siddhartha Gautama

Gedanken beeinflussen den Körper in guter und in schlechter Weise und hinterlassen einen bleibenden Eindruck in Gestalt von Stimmungen, Erkrankungsneigungen, manifesten Symptomen und dem mit der Zeit fortschreitenden Verschleißprozess des Körpers – auch Alterungsprozess genannt.

Bei den meisten Menschen wirkt die psychophysiologische Verbindung mehr oder weniger zufällig. Gedanken entstehen aus Wechselbeziehungen mit der Welt, ein kleiner Anteil davon ist uns nur bewusst.

Genau das eröffnet uns jedoch die Möglichkeit, unsere Gedanken zu beobachten und die Steuerung unserer psychophysiologischen Verbindung zu übernehmen. Unser Körper fordert Interesse und Aufmerksamkeit ein, früher oder später müssen wir uns für ihn interessieren und jede seiner Funktionen harmonisieren.

Wissenschaftliche Erkenntnisse sind hierfür keinesfalls erforderlich, lediglich die Entdeckung unseres eigenen *ICH*.

Die Behandlungen von Krankheiten ist natürlich Sache der Ärzte. Aber die Gesundheit jedes Einzelnen hängt vor allem vom eigenen Lernprozess ab!

Ist das Leben im Gleichgewicht, so sind die Gegensätze zwischen Körper und Geist, zwischen Bewusstsein und Unterbewusstsein, zwischen Bewegung und Stille in Balance.

Die Selbsterkenntnis ist die Voraussetzung für ein angemessenes Verhalten gegenüber unseren Lebensumständen.

Ein Zuwenig, also ein Mangel, sollte ausgeglichen und ein Zuviel, also eine Belastung, reduziert oder aufgelöst werden.

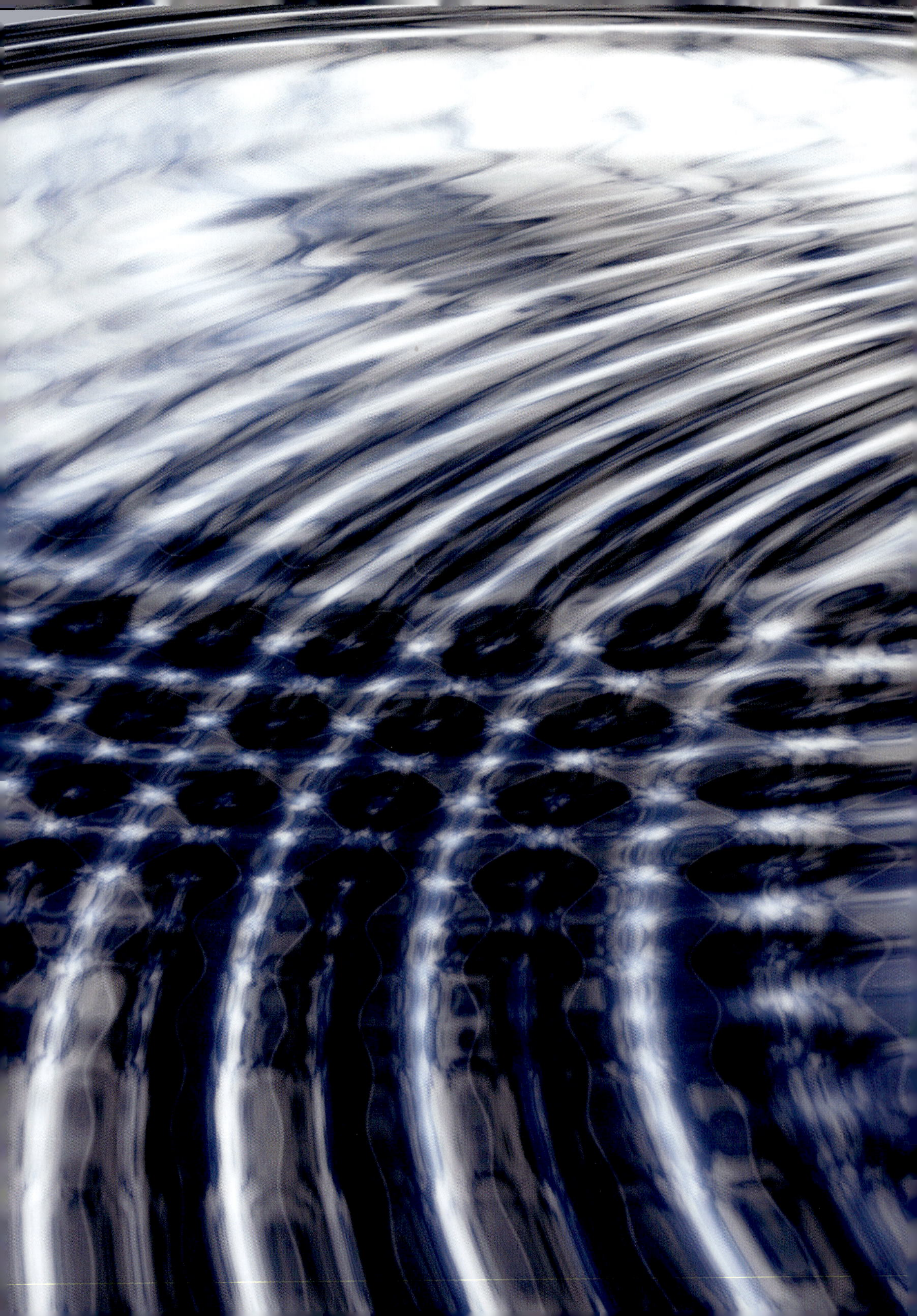

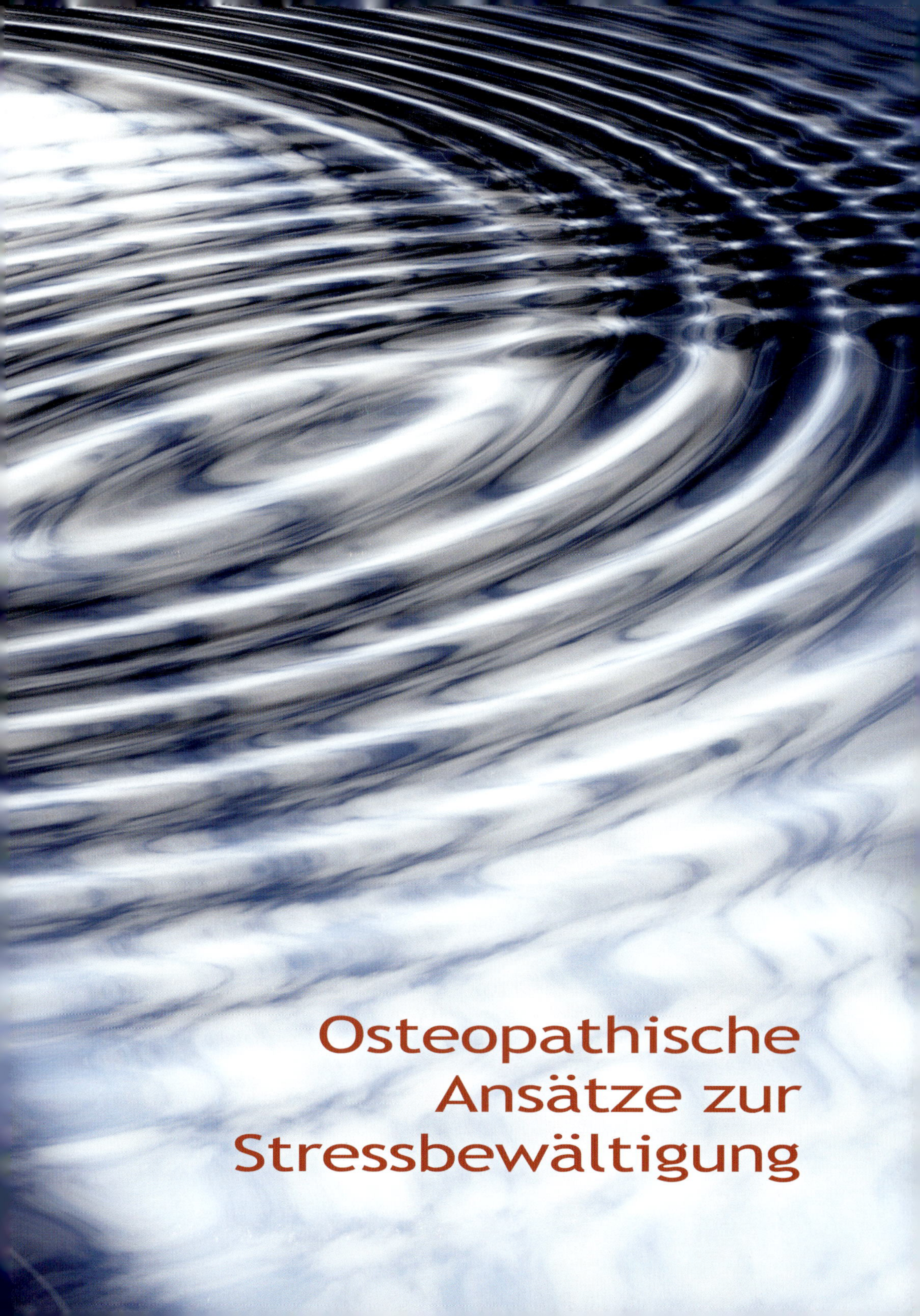

Osteopathische Ansätze zur Stressbewältigung

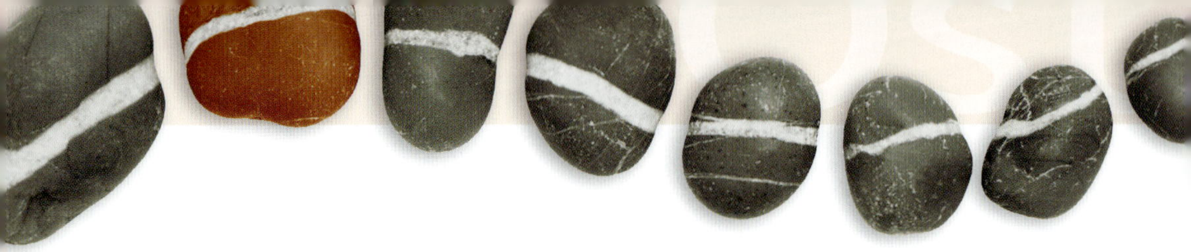

Osteopathische Ansätze zur Stressbewältigung

Was ist Stress?

Umgangssprachlich wird der Begriff Stress sehr verschwommen gebraucht: Zum Beispiel wird darunter ein belastender Einfluss, ein Belastungszustand oder eine Reaktion auf Belastungen verstanden.

Der Begriff Stress ist aus der Materialforschung abgeleitet und bezeichnet dort Druck, der bei der Prüfung eines Materials ausgeübt wird.

Stress bedeutet also Spannung, Druck oder Belastung.

In Stresssituationen laufen Prozesse der körperlichen und seelisch-geistigen Anpassung an äußere oder innere Anforderungen ab. Entsprechend lässt sich Stress definieren als das Wechselspiel zwischen den äußeren Anforderungen und den persönlichen Fähigkeiten. Die Stress auslösenden Reize werden als Stressoren, die unspezifische Reaktion des Organismus wird als Stress bezeichnet.

Durch eine Stressreaktion versucht der Körper, ein Gleichgewicht, welches durch die Einwirkung von Stressreizen gestört wurde, wiederherzustellen. Hierbei kommt es zur Aktivierung des sympathischen Anteils des vegetativen Nervensystems, das für Aktivität und Leistung verantwortlich ist. Auch stoffwechselsteigernde Hormone werden ausgeschüttet (dazu lesen Sie im folgendem Text mehr).

Stress führt zu einer Erhöhung der Leistungsbereitschaft und Widerstandsfähigkeit des Körpers. Bei gesunden Menschen schwanken die einzelnen Körperfunktionen innerhalb bestimmter Grenzen, und selbst kurzfristige Fehlsteuerungen normalisieren sich relativ schnell wieder.

Ist jedoch das Gleichgewicht zwischen Anspannungsphasen und Entspannungsphasen gestört, kommt es zu einem Daueralarm und einer Daueranspannung. Fehlen notwendige Regenerationsphasen, so beeinträchtigt dieser Zustand die

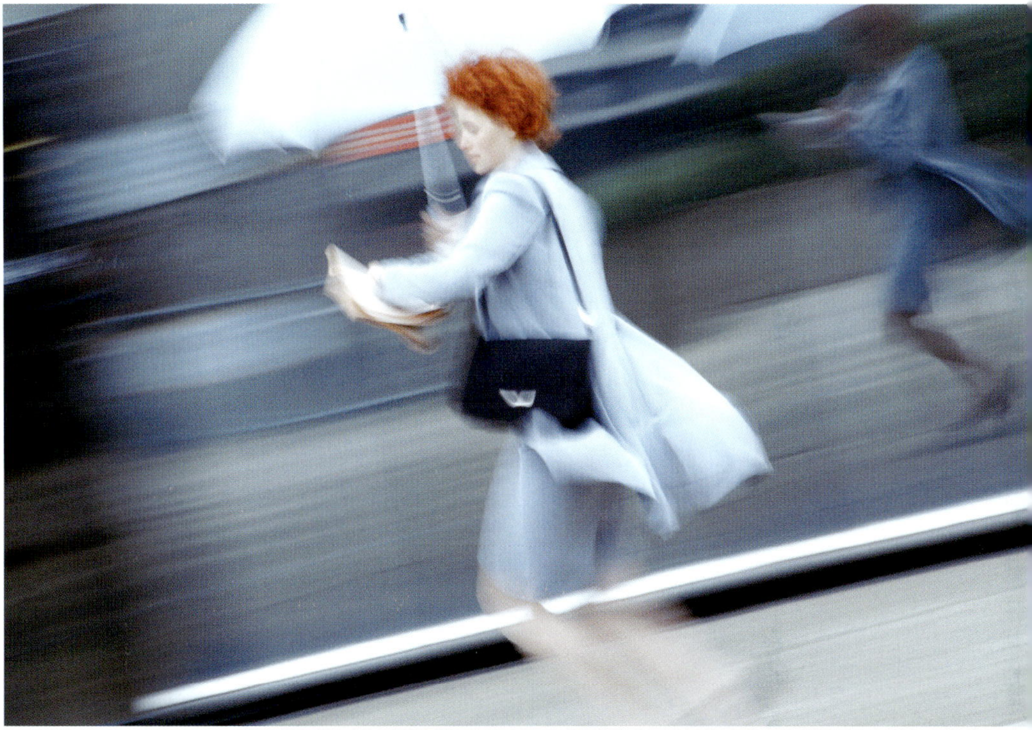

Anpassungs- und Leistungsfähigkeit auf der körperlichen, emotionalen und geistigen Ebene.

Chronische Überforderung und ein Mangel an vegetativer Entspannung können zu einer andauernden Überaktivität des Sympathikus führen. Mögliche Folgen sind dann zum Beispiel Herz- und Kreislaufschäden, innere Unruhe, Aggressivität, verschiedenste Wahrnehmungs- und Denkstörungen.

Gleichzeitig kann als Antwort auf länger andauernde Belastungen auch eine Dämpfung des Parasympathikus auftreten, dieser Anteil des vegetativen Nervensystems ist für Ruhe und Erholung zuständig. Das kann eine Verminderung der aufbauenden und Energie gewinnenden Fähigkeiten des Körpers nach sich ziehen. Somit werden die Abwehrkräfte geschwächt, und der Körper reagiert allgemein krankheitsanfälliger.

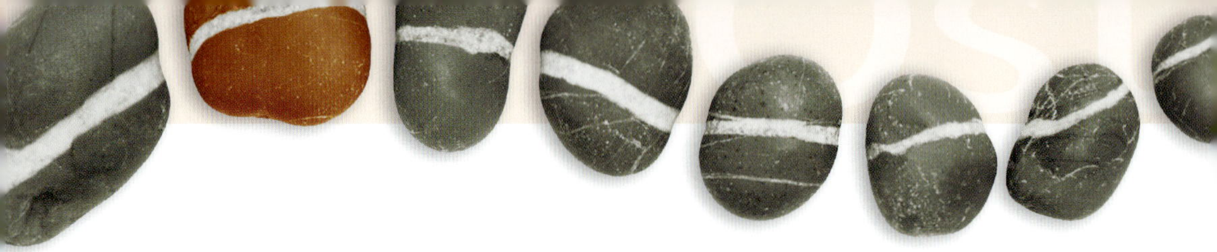

Diese Herabsetzung des Parasympathikus verursacht Fehlsteuerungen, wie zum Beispiel

- Schwindelgefühle,
- Durchblutungsstörungen,
- Mattigkeit,
- Verdauungsbeschwerden,
- Konzentrationsschwäche,
- Grübeleien und depressive Verstimmungen.

Es gibt aber auch eine Form von vegetativem Ungleichgewicht, an der Sympathikus und Parasympathikus gleichermaßen beteiligt sind: die vegetative Dystonie.

Sie entsteht häufig durch Kompensationsversuche der zugrundeliegenden Disharmonie.

Hierzu zählen unter anderem stark beherrschte Verhaltensweisen, wie das „Zusammenreißen" trotz Erschöpfung, aber auch der unsachgemäße Gebrauch von Beruhigungs- und Anregungsmitteln.

Was passiert in unserem Organismus?

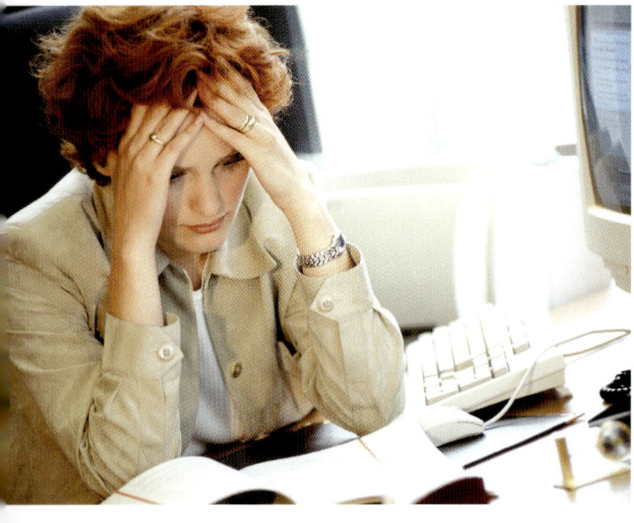

Stress und belastende Problemsituationen verursachen erhöhte Ausschüttungen von Stresshormonen im Körper (Adrenalin, Noradrenalin und Cortisol). Durch die Dauerbelastung des Organismus bleiben diese Hormone auf hohem Niveau, und es kann dieser Dauerspannung keine natürliche Entspannung folgen. Typische Anzeichen dieser Entwicklung sind eine erhöhte Krankheitsanfälligkeit, Unwohlsein, Nervosität, Gereiztheit, Müdigkeit, Abgeschlagenheit, Antriebsschwäche, vermehrte Angstgefühle, Schmerzen,

Herz- und Kreislaufprobleme, Magen- und Darmstörungen, verstärktes Suchtverhalten, Übersäuerung des Körpers, Konzentrations- und Leistungsabfall, Gewichts- und Verdauungsprobleme, Verspannungen, Schlafstörungen und vieles mehr.

Was bewirkt das Cortisol?

Cortisol ist eines der wichtigsten Hormone im menschlichen Organismus und hat eine ausgeprägte Tagesrhythmik. Es ist unser wichtigstes Stresshormon.

Im Gegensatz zum Adrenalin wird Cortisol auf Vorrat gebildet, und zwar vorwiegend in der zweiten Nachthälfte. Dieser Hormonwert steht uns morgens zwischen 7 und 8 Uhr für die Tagesaktivität und die Stressbewältigung maximal bereit. Im Lauf des Tages fällt Cortisol stark ab, sodass am Abend nur noch ca. 10 % des Morgenwertes vorhanden sind.

Bei psychischem oder physischem Stress wird Cortisol ausgeschüttet.

Seine Hauptwirkungen betreffen

- den Stoffwechsel,
- die Immunfunktion,
- die psychische Befindlichkeit und
- die Regulation des Wachstums.

Es aktiviert den Stoffwechsel, fördert die Glukose-Bereitstellung, verändert die psychische Reaktionslage und greift massiv in die Immunabwehr ein. Es wirkt grundsätzlich entzündungshemmend und blockiert die spezifische und unspezifische Immunabwehr.

Ein chronischer Cortisol-Überschuss führt zu Komplikationen, wie Übergewicht, Diabetes, Osteoporose, Hautveränderungen, Immundefekte bis hin zur Depression.

Das ist die Folge von Fehlsteuerungen des Hypothalamus und der Hirnanhangdrüse. Ein Cortisol-Mangel führt hingegen zu Mattigkeit, Antriebsschwäche, Entzündungen und Störungen der Immunfunktion. Ein derartiger Mangel an Cortisol kann durch Fehlfunktionen der Nebenniere und eine falsche Steuerung durch den Hypothalamus und die Hirnanhangdrüse bedingt sein.

Cortisol-Mangel ist aber auch eine Folge von zu langer Stressbelastung und fast regelmäßig bei Burn-out zu beobachten!

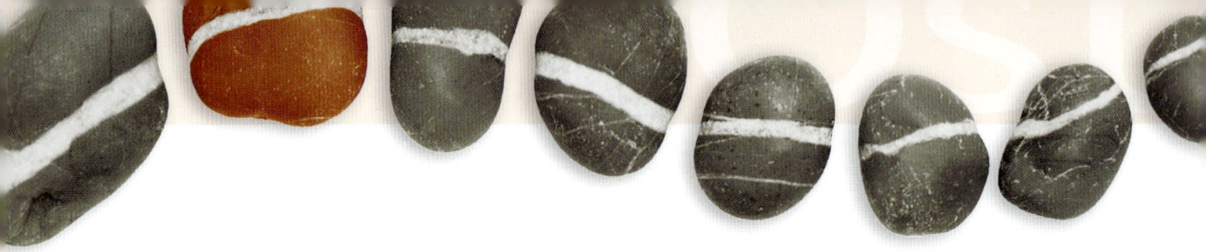

Tee als Anti-Stress-Mittel

Biologisch gesehen führt eine Stresssituation zur Ausschüttung von Stresshormonen, wie oben beschrieben. Cortisol ist für die chronischen Stresserkrankungen verantwortlich, denn wenn die Cortisolausschüttung konstant auf einem zu hohen Niveau bleibt, führt das zu möglichen Komplikationen wie Übergewicht, Diabetes, Osteoporose, Hautveränderungen, Immundefekte oder Depression.
Was hat das aber mit Tee zu tun?

Die Zeitung *Die Welt* schrieb: „Wissenschaftler vom University College in London stellten fest, dass schwarzer Tee beim Bewältigen von Stresssituationen hilft und die Ausschüttung von Stresshormonen wie Cortisol niedrig hält. Grüntee scheint aber noch besser geeignet zu sein. Erhebungen haben gezeigt, dass regelmäßige Grüntee-Trinker seltener an Infarkten, Schlaganfällen, Diabetes, Übergewicht, Magen- und Darmkrebs leiden."

In diesem Sinne: frohes Teetrinken!

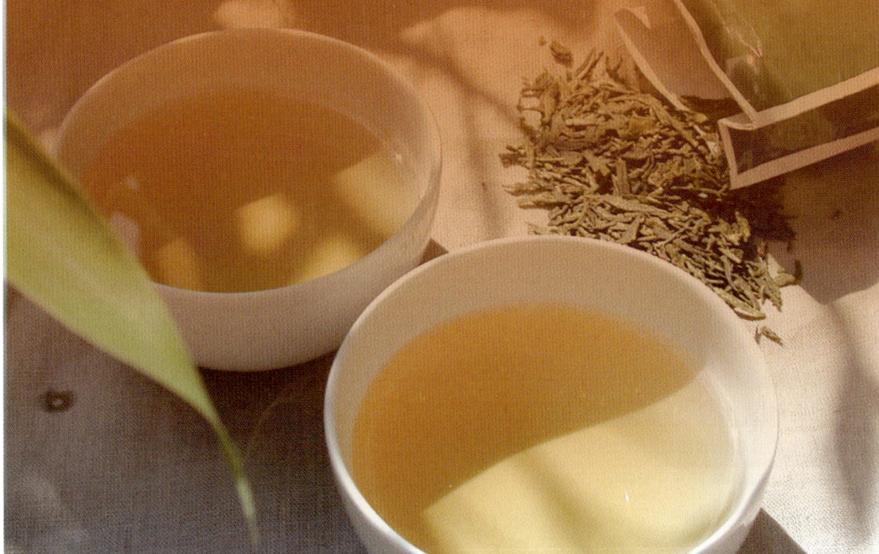

Eine verführerische Lösung?

Die Flucht in künstlich erzeugte Rausch- und Ruhezustände ist verführerisch. Durch Rückgriff auf Nikotin, Alkohol, Medikamente oder Drogen wird ein vermeintlich entspannter Zustand erzeugt. Doch diese „Lösung" des Stresszustandes führt zum Teil in die Suchtabhängigkeit.

Grundsätzlich gilt: Es ist wichtig und lebensnotwendig, seine Belastungsgrenzen einschätzen zu lernen.

Belastbarkeit – Belastungen erkennen

Stress – Belastbarkeit – Schnelligkeit – Druck – Positionierung – uneingeschränkte Erreichbarkeit – topaktuell und flexibel sein ... Wir alle kennen diese Anforderungen, die immer wieder an uns gestellt werden – und denen wir uns unhinterfragt ergeben. „Ich bin sehr belastbar", geistert dann durch unseren Kopf und ruft, angetrieben durch gewohnte Stressmuster, den Wunsch hervor, anerkannt zu sein. Anerkennung, standhalten im Sturm der gesellschaftlichen Erwartungen.

Vielleicht ist es doch eher ein „Aushalten" – bis hin zum „Sich-Hinhalten" im Kampf um Anerkennung?

Stress ist positiv, solange er ein Anfang und ein absehbares Ende hat. Zum Glück gibt es ein unumstößliches Gesetz in unserem emotionalen Umfeld: Unser gegenwärtiger Stresslevel entspricht haargenau unserer Belastbarkeit! Was daraus allzu oft geschlossen wird, ist allerdings fatal. Wir glauben, dass ein erhöhter Stresslevel dann auch eine erhöhte Belastbarkeit bedeutet, und Gedanken wie: „Ich werde mit einer ganzen Menge Stress fertig ...", geistern durch die Köpfe. Das kann allerdings bereits ein wichtiger Hinweis auf eine Dauerbelastungssituation sein.

Viele Seminarteilnehmer besuchen übrigens Veranstaltungen zur Stressbewältigung mit dem ausdrücklichen Wunsch, noch „belastbarer" zu werden.

Das würde aber heißen, noch mehr Verantwortung, noch mehr Verwirrung, weniger Zeit und noch weniger Leben, um zu *sein*.

Hier gilt es, Bewusstsein zu schaffen für die individuellen gesundheitlichen Grenzen.

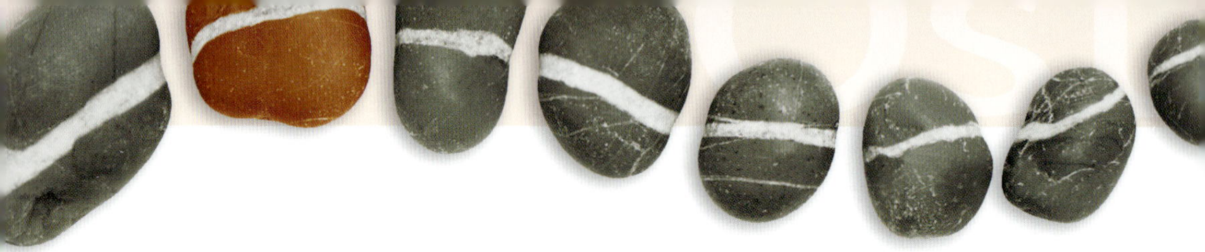

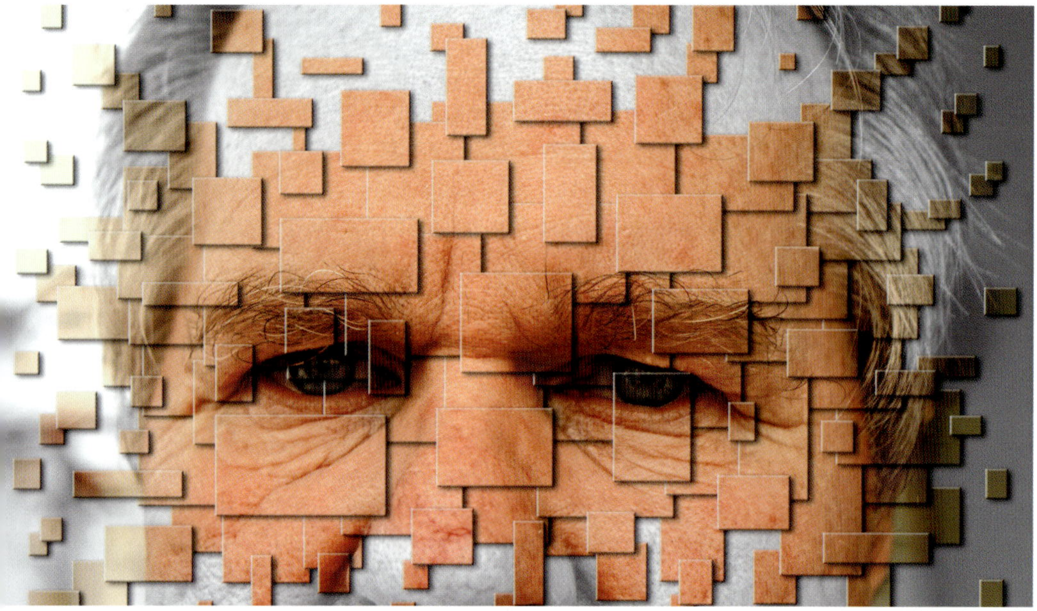

Ruhe zu finden und Konzentration zu üben, sind die wichtigsten Anliegen.

Stellen wir uns genau dann die beiden wesentlichen Fragen:

- Was brauche ich wirklich?
- Welche Methoden kann ich für eine gute Stabilität im Leben anwenden?

Hierzu eine praktische Übung:

Wählen Sie aus den Stresssituationen, mit denen sie häufiger konfrontiert werden, eine aus, mit der sie gut vertraut sind. Beantworten Sie auf einem separaten Blatt nachfolgende Fragen:

- Was belastet mich in dieser Situation eigentlich?
- Unter welchen Bedingungen ist die Belastung besonders stark?
- Wie verhalte ich mich in dieser Situation?
- Wie fühle ich mich angesichts dieser Belastungsquelle?
- Welche Gedanken und Bilder gehen mir dabei durch den Kopf?
- Wann belastet mich diese Situation weniger?

Den Antworten können Sie entnehmen, dass Stress Veränderungen auf drei verschiedenen Ebenen verursacht:

1. auf der geistig-emotionalen,
2. der körperlichen (vegetativen und motorischen)
3. und auf der Verhaltensebene.

Reaktionen auf der geistig-emotionalen Ebene zeigen sich einerseits in den Denk- und Wahrnehmungsvorgängen, andererseits durch unterschiedlichste Gefühle wie eingeengte Wahrnehmung, Denkblockaden, Unsicherheit, Nervosität und Angst. Diese Beispiele sind mögliche geistige oder emotionale Folgen von Stress.

Auf der körperlichen Ebene sind vor allem die Veränderungen des vegetativen Nervensystems und der Organe beobachtbar. Den motorischen Bereich beeindruckt Stress über die Anspannung der Skelettmuskulatur, die sich ausdrückt in Verspannungen der Schulter-, Nacken-, Gesichts-, Sprech- und Kiefermuskulatur.

Im Verhalten spiegeln sich Stresssymptome über Hektik, unkontrolliertes und unüberlegtes Handeln. Auch Reaktionsblockaden seien hier erwähnt.

Hinsichtlich der vielschichtigen Auswirkungen von Dauerstress werden nachweislich alle Lebensbereiche massiv beeinflusst.

Wann endet Stress und wann wird Stress schädlich?

Stress wird schädlich, wenn ständig neu hinzukommende Anforderungen ein Ende des Stresszustandes unmöglich machen – oder wenn Strategien zur Stressbewältigung fehlen.

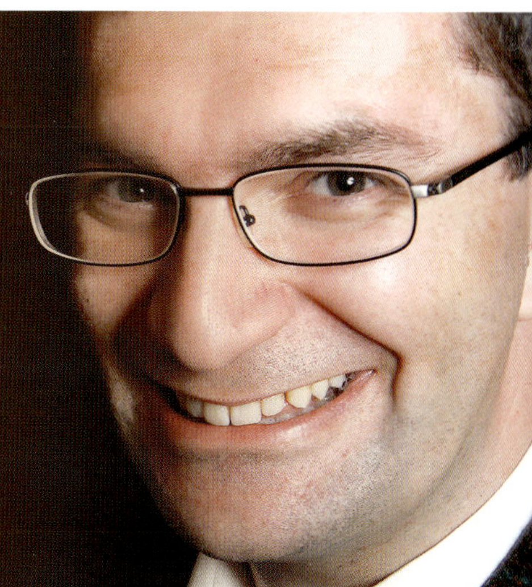

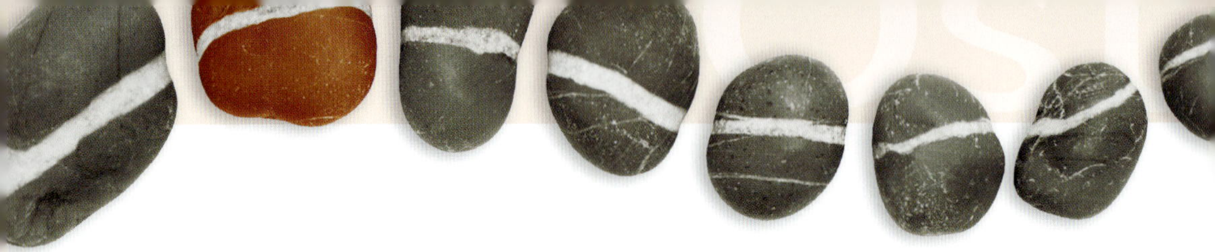

Leitfaden zur Stressbewältigung

1. Situation realisieren – „Im Moment habe ich sehr viel Stress."
2. Fragen: „Warum/Was/Wie/(seit) Wann habe ich Stress?"
3. Workout-Aktion/Handlung

Für eine erfolgreiche Stressreduktion gilt grundsätzlich, das Zuviel an Belastung abzubauen und Ressourcen aufzubauen. Das heißt:

- intensiv regenerieren und entspannen,
- Beschwerden effektiv vorbeugen,
- Wohlbefinden nachhaltig fördern,
- abschalten und neue Energie tanken.

Nehmen Sie Ihre Gesundheit selbst in die Hand!

In Seminaren zur Stressbewältigung geht es hauptsächlich um die Senkung der Belastbarkeit und darum, den Blick auf das Wesentliche in Alltag, Beruf und Familie zu richten. Schon ein Spaziergang, möglichst „im Grünen" und ohne Ziel, ohne Fitnessplan, ohne jeglichen Druck, kann sehr hilfreich sein. An nichts denken und sich zuhören.

Häufig kommt gerade dann ein überraschender und bereichernder Gedanke.

Was stresst den Einzelnen?

Der Mensch scheint kein Lebewesen mehr zu sein, sondern ein Tuwesen. Bei vielen von uns ist das Leben so angefüllt mit Reizen – ganz zu schweigen von Pflichten –, dass es fast unmöglich scheint, auch nur ein paar Minuten stillzusitzen und nichts zu tun.

Gerade in dieser sehr schnelllebigen Zeit wird jeder täglich mit einer Fülle von Reizen konfrontiert. Diese Reizüberflutung findet in vielen Lebensbereichen statt.

Damit werden wieder mehr Baustellen auf der körperlichen, geistig-mentalen und seelisch-emotionalen Ebene geschaffen. Der Körper reagiert in Form von Schmerz oder Krankheit. Dieser ist aber hierbei nur als Opfer zu sehen.

Wenn Sie sehr viel arbeiten und stark angespannt sind, schadet es Ihnen so lange nicht, wie Sie Spaß an Ihrer Tätigkeit und Erfolgserlebnisse zu verzeichnen haben. Wenn aber zu der Anstrengung noch Enttäuschungen und Misserfolge hinzukommen, dann steigt das Erkrankungsrisiko deutlich – besonders gefährlich ist die Kombination äußerer und innerer Stressoren.

Ob Stress jedoch im positiven Sinne anregt oder schädigt und krank macht, hängt natürlich auch von der Art der Belastung ab. Je länger und intensiver ein Reiz auf Sie einwirkt und je vielfältiger und ungewöhnlicher die Belastungen sind, umso stärker sind die bei Ihnen ausgelösten Belastungsreaktionen.

Daher entscheiden Dauer, Intensität, Neuheit und Vielfältigkeit darüber, ob Stress für Ihre Gesundheit abträglich ist oder nicht.

Aus der modernen Stressforschung ist bekannt, dass sowohl äußere als auch innere Faktoren an der Entstehung von Stress beteiligt sind. Es werden folgende Stressauslöser unterschieden:

- Umweltfaktoren (Hitze, Kälte, Smog, Lärm sowie Stressoren, die über die Nahrung aufgenommen werden),
- tägliche Konflikte (Stau – Verspätungen, rücksichtslose Raucher, zu viele Störungen am Arbeitsplatz, kleinere Auseinandersetzungen ... in der Summe ein tägliches „Stress-Paket“),
- kritische Lebensereignisse (alle größeren Belastungen und stark einschneidende Lebensveränderungen: Tod einer nahestehenden Person, Scheidung, Umzug, Arbeitsplatzwechsel, Hochzeit ... eine grundlegende Um- und Neuorientierung birgt in sich ein hohes Stresserlebnis),
- unrealistische Erwartungen und Ansprüche („Muss-Denken“ ... „Ich muss auf jeden Fall...“, „Die Anderen müssen...“/globale negative Selbstbewertung/niedrige Frustrationstoleranz: „Ich kann es nicht aushalten ... ertragen ...“/ Katastrophendenken: „Wenn dies nicht klappt, ist alles verloren...“).

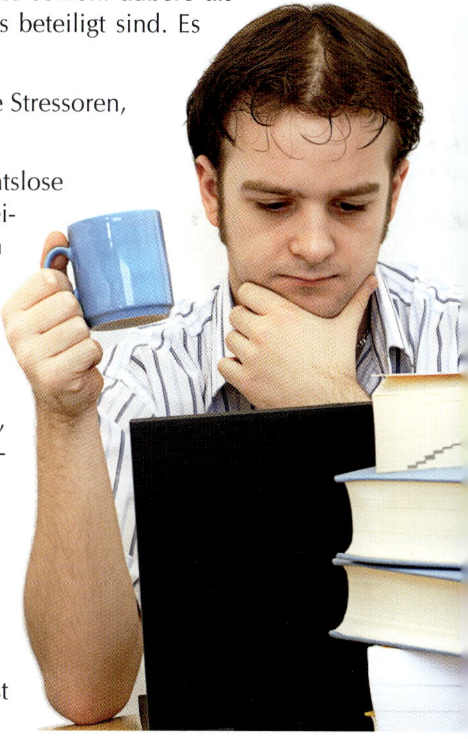

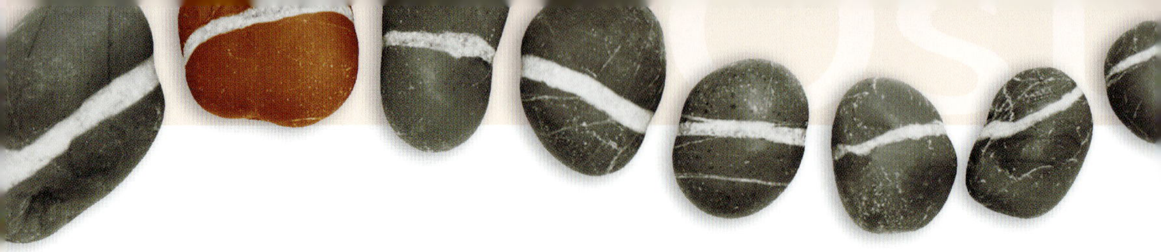

Es gibt wohl keinen Menschen auf dieser Welt, der behaupten kann, er hätte keine Probleme. Probleme sind Teil unseres Lebens.

Stellen wir uns einmal ein Leben ohne Probleme vor: Es wird für dich gesorgt, du bist gesund, reich und ewig jung, musst nicht zur Arbeit, hast eine harmonische Beziehung, ein Traum von einem vollendeten, sorgenfreien Leben. Du würdest dich wie im Himmel fühlen. Drei Wochen lang, vielleicht drei Monate lang. Irgendwann aber würdest du dich unerfüllt fühlen – es würde dir etwas fehlen, du könntest eventuell nicht mal klar sagen, was es ist – eine Herausforderung, eine Aufgabe oder das Gefühl, etwas Bestimmtes gemeistert zu haben.

Anregung zum Perspektivenwechsel

Nimmst du es deinen Lehrern übel, wenn sie dir schwierige Aufgaben stellen? Problemvermeidung kann nicht das Ziel sein, vielmehr ist es eine neue Sicht der Dinge und der bewusste Umgang mit Problemsituationen. Es ist teilweise wie körperliches Training, nur auf einer anderen, meist psychischen Ebene.

Jedes Problem, das dir begegnet, ist ein Lehrer, der möchte, dass du wächst und stärker wirst. Nimm diese Herausforderung an!

Oft reagieren wir auf Probleme mit negativen Gefühlen. Diese negativen Emotionen haben zwei ungünstige Auswirkungen:

- sie sind spannungsverursachend und
- die negativen Gefühle verhindern einen sachlichen konzentrierten Umgang mit der Problemsituation.

Warum regen wir uns eigentlich so auf? Die Übung für eine gesunde Form der Gelassenheit liegt darin, die Probleme nicht als Angriff auf unsere Person, unsere Würde und unsere Rechte zu betrachten, sondern einfach als eine Aufgabe, die zu lösen ist.

Lernen Sie in Lösungen zu denken –
einfach und fokussiert und praktisch!

Die Gedanken, die sich in Stresssituationen zeigen, können überprüft werden. Wenn wir mit einer schlechten Nachricht, einem schwierigen Menschen oder einer Enttäuschung konfrontiert werden, verfallen wir meist in bestimmte Verhaltensmuster.

Jeder von uns hat schon einmal aus einer Mücke einen Elefanten werden lassen und vollkommen verkrampft nur die negativen Aspekte des Lebens gesehen. Wenn wir uns von Kleinigkeiten lähmen lassen, gereizt und verärgert sind, sind wir frustriert. Diese Überreaktionen verhindern auch, dass wir das erreichen, was wir uns vorgenommen haben. Wir verlieren den Überblick, verärgern eventuell auch noch all diejenigen, die uns unterstützt hätten. Kurz, wir verhalten uns so, als wäre unser Leben ein einziger großer Notfall!

Oft rennen wir hektisch herum, versuchen, Probleme zu lösen, während wir sie in Wirklichkeit nur verschlimmern.

Fazit ist: Weil alles hochgespielt und aufgebauscht wird, verbringen wir unser Leben damit, von einem Drama ins nächste zu stürzen.

Unangemessene Gedankenmuster, Programmierungen können vorliegen, wenn Sie

- hohe oder unrealistische Erwartungen an sich und andere stellen,
- erwarten, dass die Welt und Ihre Mitmenschen perfekt zu sein haben,
- glauben, selbst perfekt sein zu müssen,
- Ihren Selbstwert aus der Sicht anderer definieren, statt aus sich selbst heraus,
- erwarten, dass alles, was Sie möchten, bequem und schnell zu bekommen ist,
- die eigene Verantwortlichkeit leugnen und glauben, durch andere Menschen oder irgendwelche Ereignisse gesteuert zu werden.

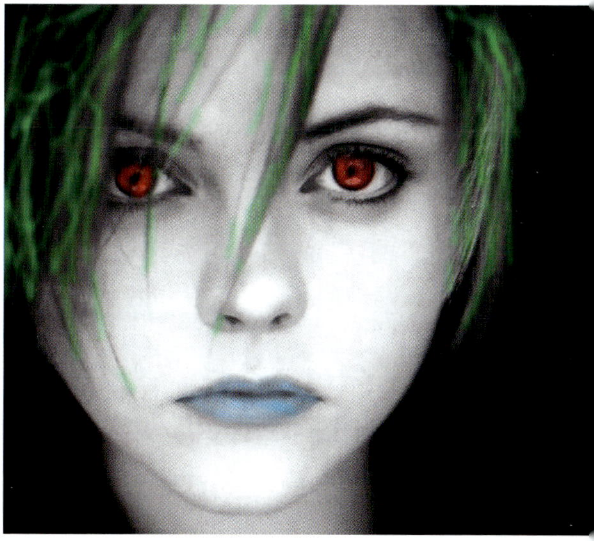

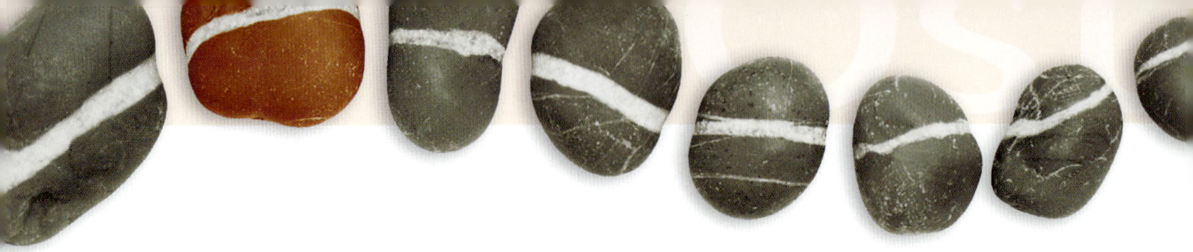

Fragen Sie sich deshalb Folgendes:

- Sind meine Gedanken wahrhaftig, beruhen sie auf beweisbaren Fakten?
- Ermöglichen mir meine Gedanken das Erreichen kurz- und langfristiger Lebensziele?
- Unterstützen mich meine Gedanken im Vermeiden gefühlsmäßiger Konflikte?
- Unterstützen meine Gedanken die Gesundheit?

Wenn eine Problemsituation Wut, Enttäuschung oder ähnliche Gefühle auslöst, hilft die Vorstellung einer speziell für sich maßgeschneiderten Aufgabenstellung, die dazu führen kann, Kraft, Erfahrung und Fähigkeiten zu entwickeln.

Eine praktische Übung:

Überlegen Sie jetzt, ob bei Ihnen in den folgenden Bereichen häufige oder intensive stressige Situationen stattfinden. Nummerieren Sie je nach Wertigkeit von 1 bis 6 durch:	Beruf/Arbeit	
	Partner/Familie/Freunde	
	Essen/Trinken	
	Bewegung	
	Schlaf	
	Freizeit/Urlaub	

Im Bereich Beruf/Arbeit finden sich die meisten Menschen wieder. Einige sind vollkommen überlastet und somit einer Dauerstresssituation ausgesetzt. Das kann eine Ursache für die Entwicklung eines klassischen Burn-out-Syndroms sein.

Andere sind dauerhaft unterfordert und können bzw. dürfen ihre persönlichen Fähigkeiten nicht zum Einsatz bringen. Damit steht dem Bore-out-Syndrom nichts mehr im Wege.

Dies tritt wissenschaftlichen Erhebungen zufolge häufiger auf als das Burn-out-Syndrom.

Die Interaktionen auf partnerschaftlicher, familiärer und freundschaftlicher Ebene können Stress produzieren, aber genauso gut vom hohen Stresslevel wieder befreien!

Typische familiäre Stresssituationen sind zum Beispiel:

- Probleme in der Partnerschaft,
- in der Kindererziehung,
- Schul- und/oder Prüfungsängste.

Der wichtigste Punkt hierbei ist die Kommunikation. Dabei sollte die Wertung und Interpretation so neutral wie möglich sein!

Die wichtigste Basis für ein gesundheitsförderndes Leben ergibt sich aus den Grundbedürfnissen des Menschen:

- Essen/Trinken,
- Bewegung
- und Schlaf.

Das richtige Essen zur richtigen Zeit bedeutet auch, nicht zu viel, aber ausreichend (gemessen am persönlichen Energieverbrauch) zu essen. Ausreichend trinken heißt, die empfohlene Menge von täglich ca. 30 bis 35 ml pro kg/Körpergewicht zu sich zu nehmen. Wasser sollte hier an erster Stelle stehen.

Weiterhin ist es wichtig, sich täglich ausreichend zu bewegen. Von der British Heart Foundation (BHF) kommt die Empfehlung, dass man sich pro Woche an fünf Tagen mindestens 30 Minuten bewegen sollte. Diese Maßnahme wirkt sich stabilisierend auf Körper, Geist und Psyche aus.

Der Schlaf ist bedeutend, um ausreichend zu regenerieren. Acht Stunden Schlaf gelten allgemein für Erwachsene und Menschen ab dem 50. Lebensjahr als optimal ausreichend.

Der Bedarf kann von Person zu Person jedoch etwas variieren (meist $\pm$ 1 Stunde). Auch am Abend rechtzeitig in das Bett zu gehen, ideal wäre bis 22.00 Uhr, gehört – wie das morgendliche rechtzeitige Aufstehen bis 6.00 Uhr – dazu.

Oftmals ist eine kurze Mittagspause und/oder eine Ruhepause vor dem Abendessen sinnvoll.

Auf der Stressindextabelle der beiden Psychiater Thomas Holmes und Richard Rahe stehen die Freizeit und der Urlaub in einer Wertung mit 13 von insgesamt

100 Punkten. Dabei möchte man denken, dass Freizeit und Urlaub keinen Stress verursachen, sondern diesem entgegenwirken.

- Wie verbringen Sie Ihre Freizeit/Ihren Urlaub?
- Was unternehmen Sie in Ihrer Freizeit/Ihrem Urlaub, um sich zu regenerieren?
- Sind Sie in der Lage, einfach mal nichts zu tun?

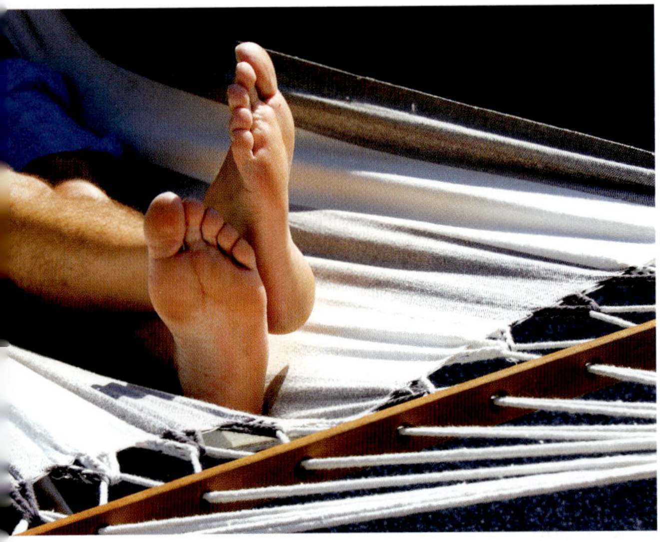

Dem Großteil der Menschen ist es heutzutage unmöglich, mal nichts zu tun und nur zu sein!

Werden Sie (wieder) ein entspannt Gestresster!

Viele Menschen besuchen aus diesem Grund Kurse, Ausbildungen, Seminare, lesen Bücher und suchen Lehrer, die ihnen die Weisheiten des Lebens lehren. All dies wird getragen von der Vorstellung, dass Lehren immer in einer Art Klassenzimmer, abgeschirmt von den Problemen des Lebens, stattfindet. Doch das ist ein Irrtum!

Unsere eigentliche Schule findet „draußen" statt. Jede Minute unseres Lebens präsentiert uns eine Lehre und die Möglichkeit, persönlich zu wachsen.

Daher gehört Stress zu unseren ganz normalen Lebensvorgängen. Wir brauchen ihn, damit wir uns wohlfühlen können. Zugleich muss er jedoch auch stets wieder abgebaut werden – nur in dieser Balance tut uns Stress gut.

Wodurch entsteht Stress?

Stress entsteht in der heutigen Zeit vorwiegend durch unangemessene Denkmuster, welche Belastungsgefühle im Alltag erzeugen. Einer unangemessenen oder negativen Bewertung folgen stets negative oder belastende Gefühle.

Hier ein Beispiel:

Wenn Sie in Ihrem Unternehmen im Rahmen eines Meetings ein Kurzreferat halten sollen und vor der Veranstaltung denken: „Die werden mich heute garantiert in der Luft zerreißen", dann werden Sie sich vorher und direkt in dieser Situation zwangsläufig stark unter Druck, belastet und unsicher fühlen. Es ist selten die Situation an sich, die Sie gestresst fühlen lässt, sondern die Art, wie Sie die Situation einschätzen und bewerten!

Erkennen Sie Ihre „Gedankensoftware" im alltäglichen Stressgeschehen!

Stressstabilität erhöht sich mit der Kenntnis und dem mentalen Umgang bestimmender Denkmuster, Einstellungen und Glaubenssätze, die wie Programme in Stresssituationen ablaufen.

Zusammenfassend gilt die Aussage: **Stress entsteht im Kopf!**

Stress tritt immer dann auf, wenn ein Missverhältnis entsteht zwischen Anforderungen, die an Sie gerichtet werden, und Ihren eigenen Bewältigungsmöglichkeiten.

Ein solches Missverhältnis ist eine jeweilige Situation, die mehrdeutig ist oder bei der nicht vorhersehbar ist, wie sie sich weiterentwickeln wird. Die dadurch empfundene Belastung ist deshalb so groß, weil Sie ihr ausgeliefert sind.

Wenn Sie die „Fäden" nicht mehr in der Hand haben, nimmt die Stressanfälligkeit rapide zu.

Nur wer mit sich selbst im Reinen ist und seine Stärken und Schwächen kennt, kann zum Beispiel überzeugend auftreten, angemessen mit Mitarbeitern umgehen, kreativ sein und sein Arbeitspensum absolvieren.

Dazu zählt vor allem der Mut, einen Blick auf das Innere zu werfen. Selbsterfahrungen und Selbstreflexion sind wichtig, um persönliche Unzulänglichkeiten zu beheben und positive Eigenschaften sowie Fähigkeiten weiterzuentwickeln.

Erfolgreiches Stressmanagement zeichnet sich aus durch Bewusstseinsentfaltung. Planungsmethodik und Handlungsstrategien werden vermittelt, jedoch wird die Persönlichkeit als Ganzes vorrangig optimiert!

Das ist der Schlüssel zum körperlich, seelisch-geistigen Leben im Gleichgewicht.

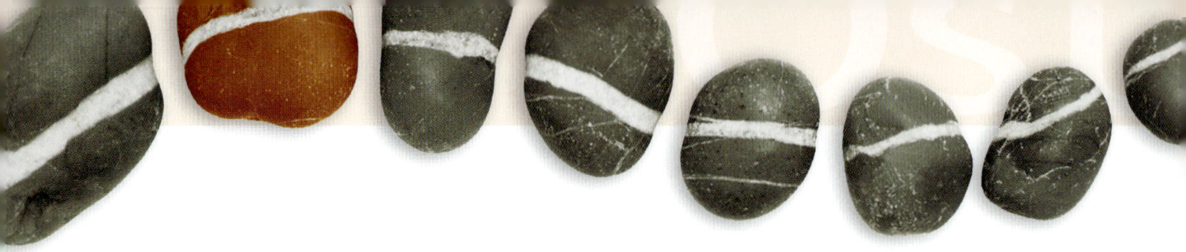

Enspannungsverfahren

Gehören Sie zu den Menschen, welche sich öfter gestresst, „fix und foxi" und total ausgelutscht fühlen? Stehen Sie, wie jeder dritte Deutsche, unter Dauerstress?

Dann tun Sie jetzt einfach etwas!

Regelmäßiger Sport zum Stressabbau ist sinnvoll und hat auch sonst viele positive gesundheitliche Wirkungen.

Stress – Schmerzauslöser?

Die Idee, Stress als Schmerzauslöser zu betrachten, ist gar nicht so abwegig. Schließlich kann man den Rücken auch als Tummelplatz der Seele bezeichnen. Und auch der Volksmund kennt viele Vergleiche: Er hat sein „Päcklein" zu tragen und so weiter. Ängste, Sorgen, Stress – alle psychischen Belastungen belagern auch den Rücken, erhöhen den Muskeltonus (also die Spannung der Muskulatur) und können so zu schmerzhaften Verspannungen führen.

Dauerhafte Verspannungen der Rückenmuskulatur können Schmerzen auslösen oder bereits bestehende Rückenbeschwerden verschlimmern. Um dem Teufelskreis zu entkommen, sollten Sie lernen, Verspannungen zu erkennen und ihnen zu begegnen.

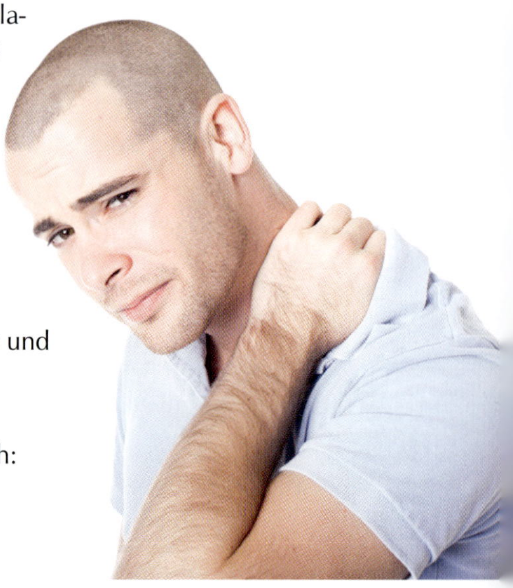

Maßnahmen zur Bewältigung von Überforderung (Dauerstress) beinhalten:

- Entlastung – Spannungsabbau.
- Aufmerksamkeitstraining: Was ist zuträglich und abträglich?
- Ressourcenaufbau.

Folgende Entspannungsmethoden sind hilfreich:

- progressive Muskelentspannung (PR),
- Autogenes Training,
- Yoga.

Progressive Muskelrelaxation nach Jacobsen (PR)

Eine von vielen Menschen erfolgreich angewandte Entspannungstechnik ist die progressive Muskelrelaxation nach Jacobson. Dabei werden einzelne Muskeln kurz angespannt und anschließend bewusst wieder gelockert. Auf diese Weise erreichen Sie, dass nacheinander ganze Muskelpartien angespannt und letztlich stufenweise gelockert werden.

Wichtiger Bestandteil der Übungen ist, dass Sie bewusst wahrnehmen, was Sie bei der Anspannung und Lockerung der Muskeln empfinden. Erst dann gelingt es auch, Verspannungen aufzuspüren, die im Alltag häufig unbemerkt bleiben.

Die progressive Muskelrelaxation ist leicht zu erlernen und zeigt schnelle Erfolge. Tägliches Training führt zu einer Linderung verspannungsbedingter Schmerzen, zu mehr Ausgeglichenheit und besserer Stresstoleranz.

Positive Auswirkungen der progressiven Muskelrelaxation:

- Linderung von Rückenschmerzen und anderen Schmerzzuständen (Kopfschmerz, Migräne),
- Abbau von Angst,
- Abnahme von Schlafstörungen,
- Kräftigung von Herz und Kreislauf,
- Stärkung der Muskulatur.

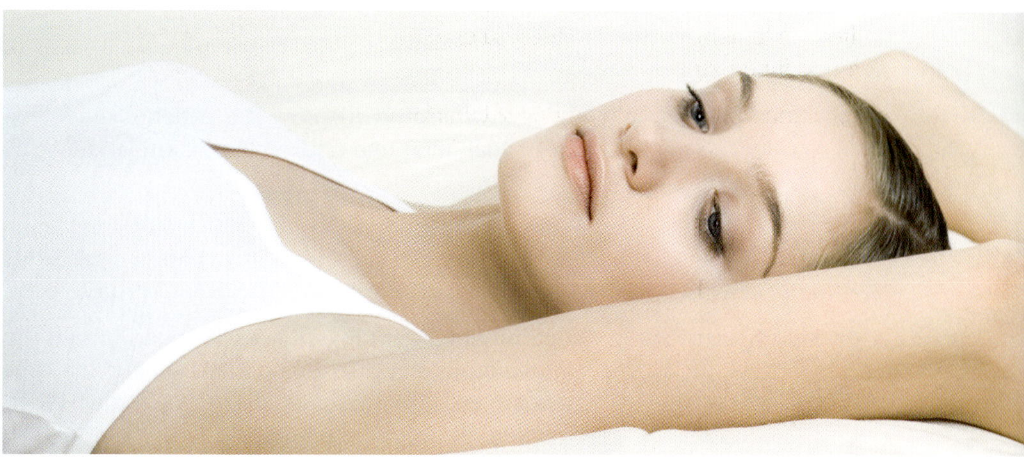

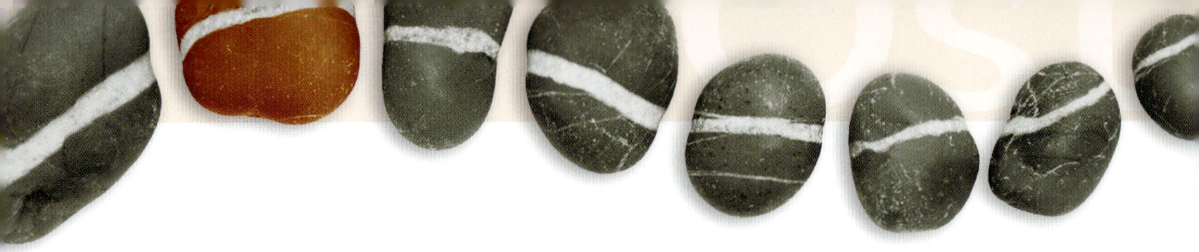

Autogenes Training

Das Autogene Training wurde von Johannes Heinrich Schultz ins Leben gerufen und ist seit mehr als 70 Jahren eine wissenschaftlich erwiesene, anerkannte und bewährte Methode zur Entspannung und positiven Selbstbeeinflussung.

Sie lernen die sechs Grundstufenübungen des Autogenen Trainings. Mit den Übungen der Grundstufe haben Sie die Möglichkeit, positiv Einfluss zu nehmen auf Muskeln und Durchblutung, Atmung und Herz, das vegetative Nervensystem mit den Bauchorganen, sowie auf Ihre Gedanken. Die Grundstufenübungen sind eingebettet in Körperreisen und Naturbilder, die unsere Entspannung noch ein wenig mehr vertiefen und unsere Selbstheilungskräfte verstärkt aktivieren.

Gespräche über Gesundheit und Krankheit aus ganzheitlicher Sicht sowie über die Zusammenhänge zwischen Körper, Geist und Seele geben Hintergrundwissen. Beim Autogenen Training lernen Sie wieder, wach, freudig, positiv zu sein und liebevoll mit sich selbst umzugehen.

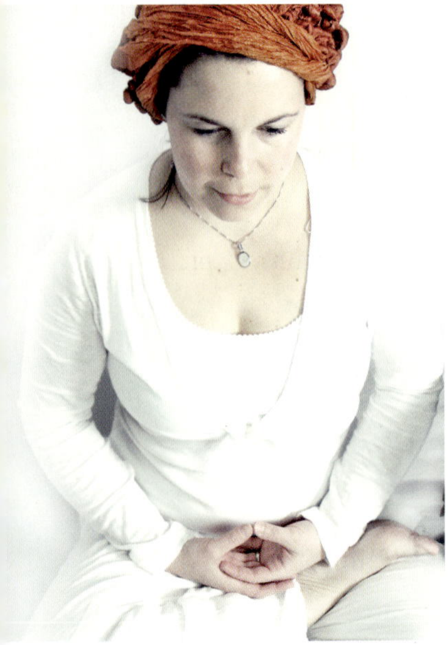

Yoga

Yoga vermittelt theoretisches und praktisches Wissen, um mit Hilfe von Selbstreflexion und Entspannungsübungen zunehmender Belastung in Job und Privatleben besser und gesünder zu begegnen. Dazu gehört der Einsatz von speziellen und bewährten Entspannungstechniken zur Verbesserung der individuellen Stressreaktion ebenso wie die Identifikation von Stresssituationen und Entwicklung von Handlungsalternativen.

In hierfür angebotenen Kursen, Workshops und Seminaren erleben Sie vielseitige Strategien, um mit Stress besser fertig zu werden.

Yoga ist eine Erfahrungswissenschaft und fördert das Handlungsgeschick. Es geht darum, wieder zur Ruhe zu kommen, zu entspannen, die eigene Mitte wiederzufinden.

Yoga vereinigt – er verbindet die körperliche, seelische und geistige Ebene des Menschen.

Er kann dich aus dem immer anstrengender werdenden Alltag zu einem bewussten und sinnvollen Umgang mit dir selbst und deinen Kräften führen. Im Yoga kommt es nicht auf die äußere Leistung, sondern allein auf die innere Wirkung an, nämlich dass wir auftanken und uns wohlfühlen.

Das Nichts-Tun, das Loslassen, das einfach „Da-Sein", die Unbeweglichkeit des Körpers, das Stillhalten des Geistes – leitet uns außerhalb von Raum und Zeit.

Mit dem Yogaprinzip Vinyasa Krama wird Yoga jedem Menschen angepasst und nicht umgekehrt. Jede Person weiß selbst am besten, was ihr gut tut, und von daher entscheidet sie selbstbestimmt und inspiriert gemäß ihrer Intuition folgend.

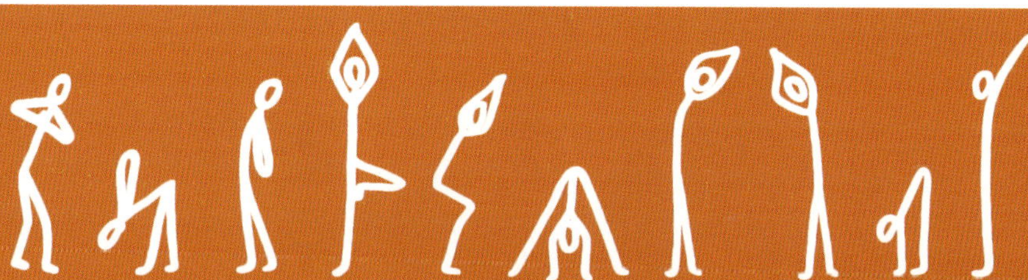

Entspannen in der Anspannung, den Atem bewusst wahrnehmen, in die eigene Stille lauschen …

Der Yogalehrer verpflichtet sich, auf die Gewaltfreiheit im Umgang mit den praktischen Übungen – im Sinne einer sorgfältigen Anleitung und eines verletzungsfreien Übens – zu achten.

Die einzelnen Yogapraxis-Einheiten, in der Regel von 90 Minuten Dauer, setzen folgende Schwerpunkte, welche auf die Bedürfnisse der heutigen Zeit ausgerichtet sind:

- Richtige Entspannung: Spüren – was ist.
- Richtige Körperhaltung: Asana-Praxis.
- Richtige Atmung: Atem schulen.
- Konzentration: den Geist ausrichten.
- Meditation: Stille erfahren.

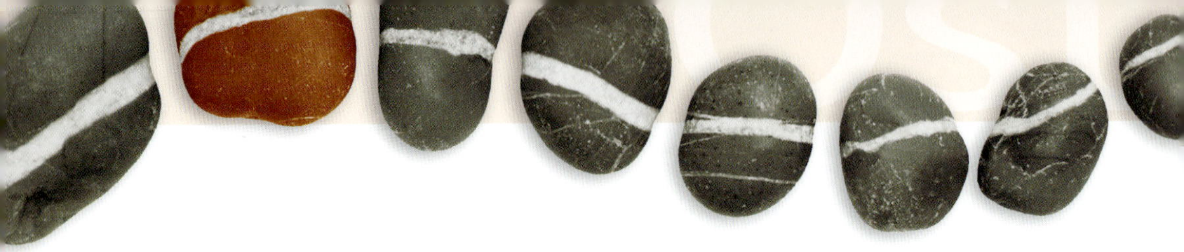

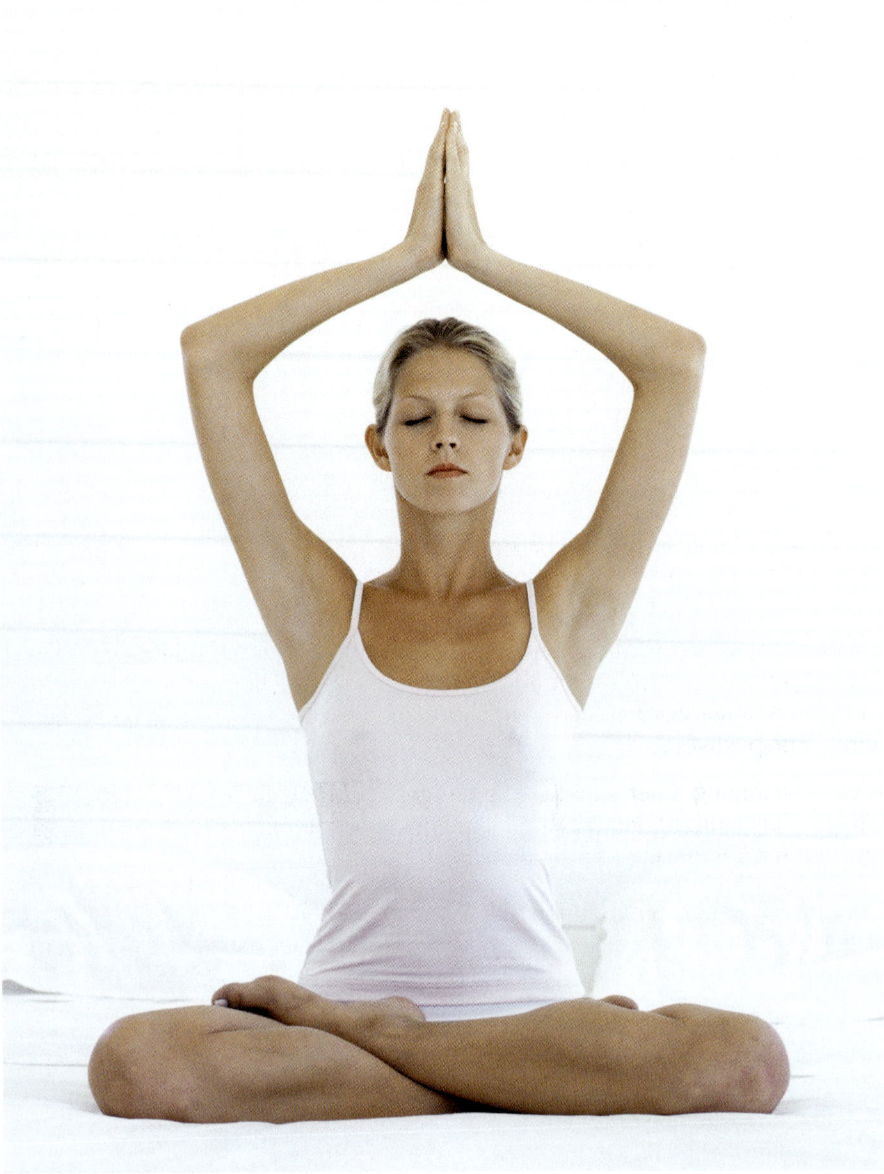

Wissenschaftliche Untersuchungen bestätigen, dass Yogaübungen die Gesundheit erhalten und unterstützen. Regelmäßige Yogapraxis minimiert unter anderem Schmerzen in Rücken, Nacken, Kopf etc., auch Schlafstörungen und Bluthochdruck werden positiv beeinflusst.

Die Zellen im Körper werden besser durchblutet und Schlacken vermehrt abgebaut. Organe erlangen ihre Leistungsfähigkeit zurück.

An die Stelle von Anstrengung und eisernem Willen treten Achtsamkeit, Hingabe und Loslassen als Schlüssel für Beweglichkeit und Wandel.

Für wen ist Yoga geeignet? Jede/r, die/der wirkliches Interesse hat, kann Yoga ausüben. Der Verdacht, „ungelenkig" zu sein, ist kein Hinderungsgrund an der Teilnahme. Begeisterung und Neugierde sind hervorragende Kraftquellen.

Voraussetzung für Nachhaltigkeit

Ein Leben sollte im Gleichgewicht geführt werden – und „führen" ist ein aktiver Begriff, erfordert Selbstverantwortung in Form von Disziplin (Regelmäßigkeit im Handeln) und Gleichmut (die Ist-Situation akzeptieren).

Hierbei geht es um ein tiefes Verstehen, Erfahren, Erspüren und Fühlen. Durch das Akzeptieren der Ist-Situation kann ein Bewusstwerdungsprozess stattfinden. Zusammenhänge werden besser erkannt und es eröffnen sich so neue Möglichkeiten, Perspektiven.

Stressbewältigung über ein persönlich gewähltes Entspannungsverfahren ist ein Prozess und hat keinen An- und Ausschalter.

Seien Sie geduldig mit sich selbst und setzen Sie sich nicht unter Zeitdruck!

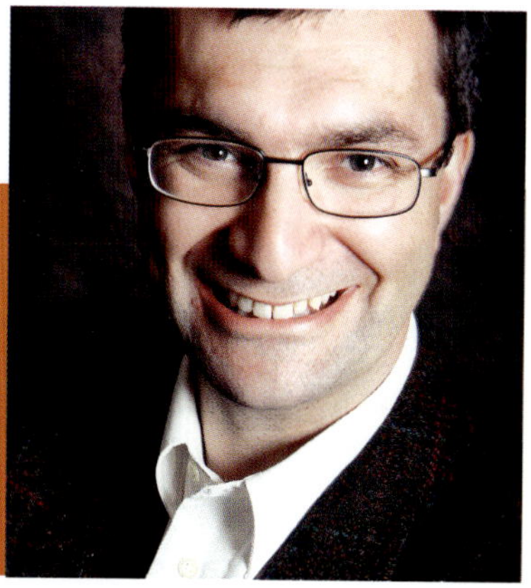

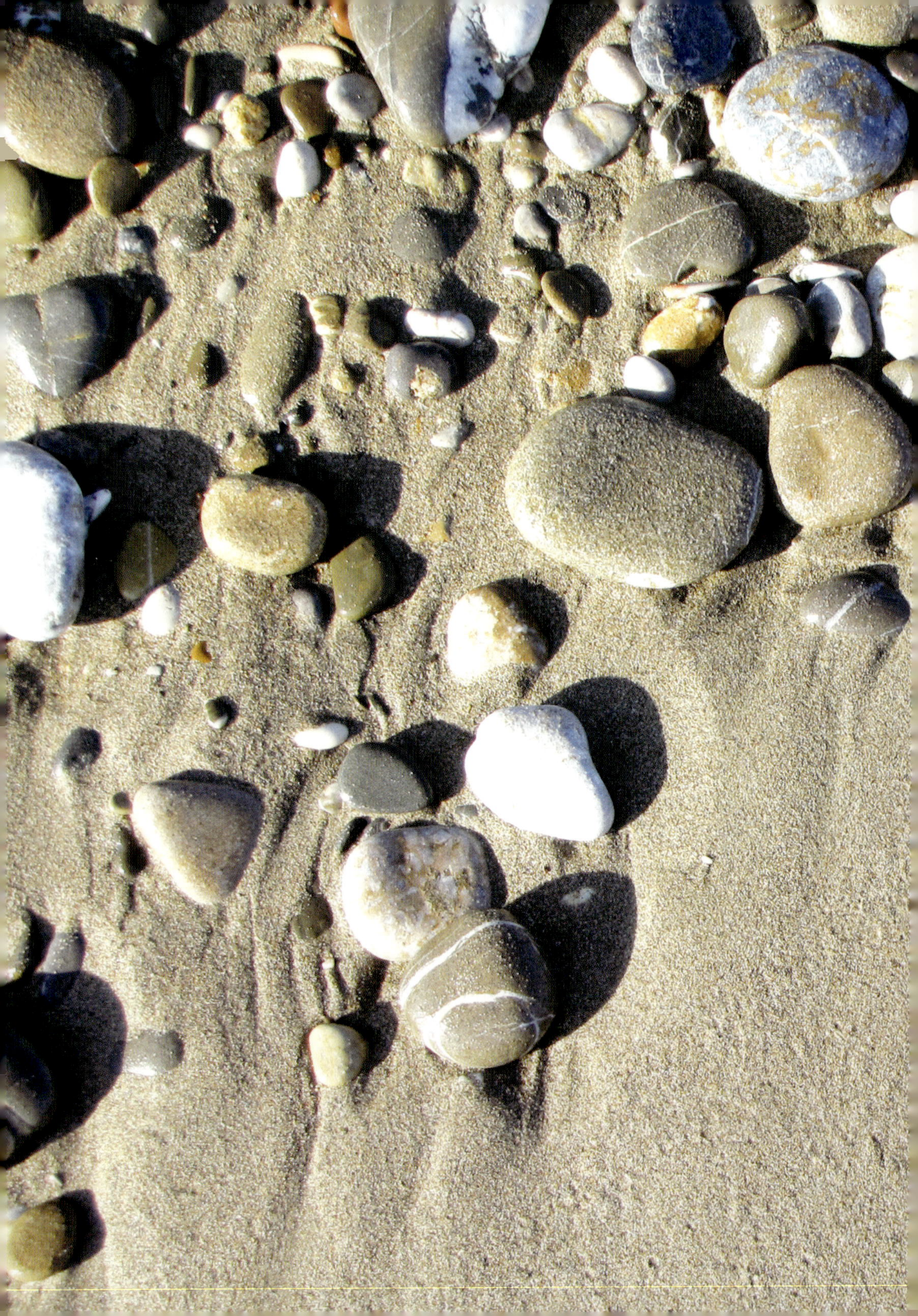

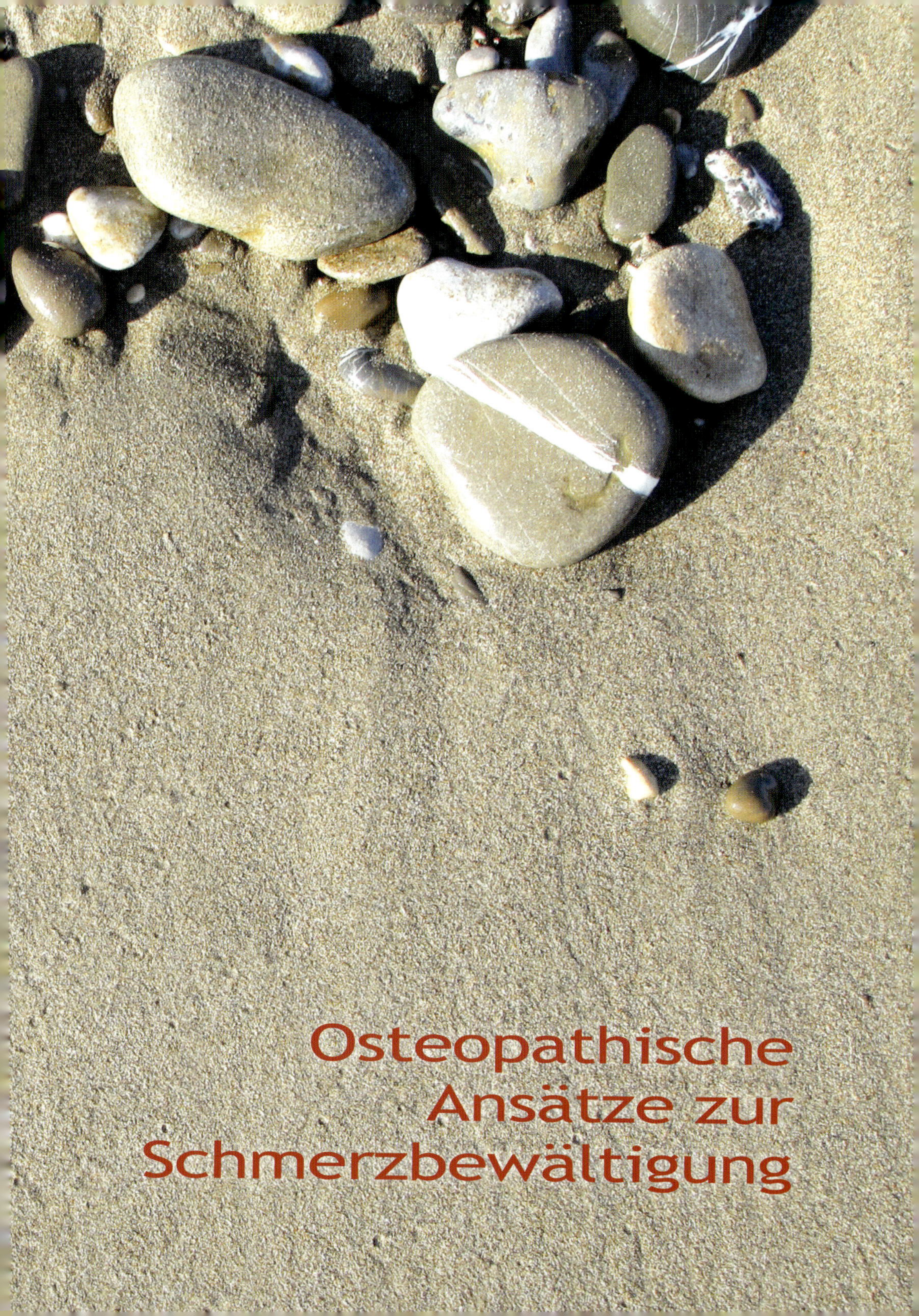

Osteopathische Ansätze zur Schmerzbewältigung

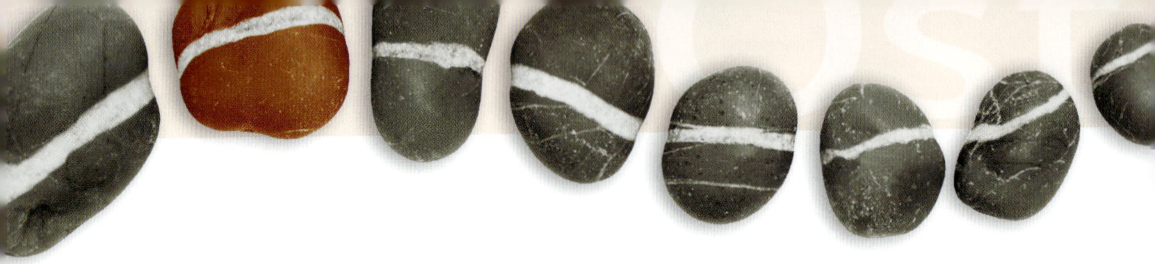

Osteopathische Ansätze zur Schmerzbewältigung

Komplizierte Störungen an Körper und Seele können mit Osteopathie sehr gut behandelt werden. Die Therapie ist dabei von drei alten Maximen geprägt:

- finden,
- in Ordnung bringen,
- in Ruhe lassen.

Das mutet einfach an, ist aber in der Praxis oft viel schwieriger.

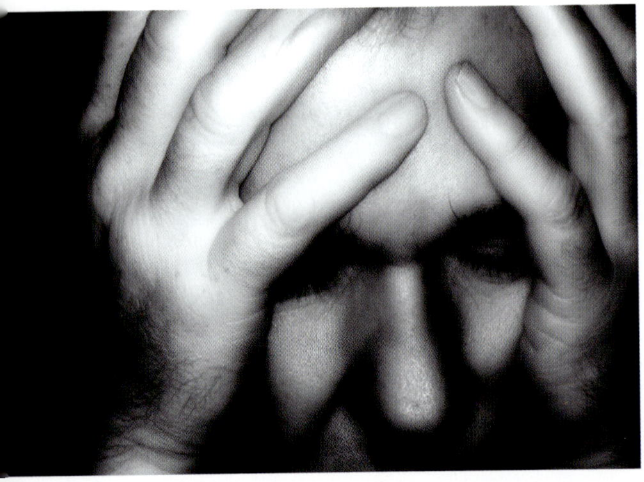

Was tun bei einem Menschen, der an kaum einem Körperteil ganz gesund ist und zusätzlich seelische Probleme hat? In so einem Fall hat der Betroffene oft eine jahrelange Odyssee durch verschiedenste Arztpraxen und Krankenhäuser hinter sich. Er setzt große Hoffnung auf sein Gegenüber, vielleicht doch wieder zu gesunden oder zumindest weniger eingeschränkt am normalen Leben teilnehmen zu können. Das Ziel zu erreichen, braucht Zeit.

Bei fast allen Störungen im Organismus kann die Osteopathie helfen. Die osteopathische Behandlung basiert auf dem Wissen um die vielfältig vernetzten Prozesse im Organismus, die zu Gesundheit und Krankheit führen.

Pauschale Vorgaben, bei welchen Krankheitsbildern eine osteopathische Behandlung erfolgen kann oder sollte, gibt es nicht. Schmerzen sind oft komplexe Störungen im Organismus.

Sie können sinnvoll in einer osteopathischen Behandlung beeinflusst und unter Umständen beseitigt werden.

Was ist Schmerz?

Die International Association for the Study of Pain (IASP) definiert Schmerz folgendermaßen:

„Schmerz ist ein unangenehmes Sinnes- oder Gefühlserlebnis, das mit tatsächlicher oder potenzieller Gewebeschädigung einhergeht oder von betroffenen Personen so beschrieben wird, als wäre eine solche Gewebeschädigung die Ursache."

Der Volksmund sagt: *„Schmerz ist, wenn es weh tut."*

Grundsätzlich ist Schmerz ein sehr persönliches körperliches und/oder seelisches Erlebnis. Schmerzen haben Auslöser. Diese Auslöser müssen nicht immer einen sensorisch oder physisch nachvollziehbaren Schaden haben. Auch die Erwartung eines Schadens – körperlich, seelisch oder sozial – kann zu einer Schmerzempfindung führen.

So selbstverständlich auf der einen Seite das Thema Schmerz im Lebensalltag verankert ist, so schwer ist es auf der anderen Seite, Schmerz in all seinen Facetten zu erfassen.

Ein Fallbeispiel

Ein Mann arbeitet als Projektleiter bei einem internationalen Finanzdienstleister, seit mehreren Jahren leidet er immer wieder unter Nacken-, Rücken- und Kopfschmerzen. Verstärkend wirken Situationen von hohem Arbeitspensum, Hektik und Stress. Ständig hat er das Gefühl, dass alle Kollegen etwas von ihm wollen, im Unternehmen gibt es eine hohe Mitarbeiterfluktuation und seine Arbeit tätigt er oftmals unter einem enormen Zeitdruck.

Es folgen durch diese Dauerbelastungssituationen Schlafstörungen mit starkem nächtlichen Bruxismus (Zähneknirschen). Seine Frau hat sich aus dem gemeinsamen Schlafzimmer ausquartiert, da sie sein Zähneknirschen nicht mehr erträgt.

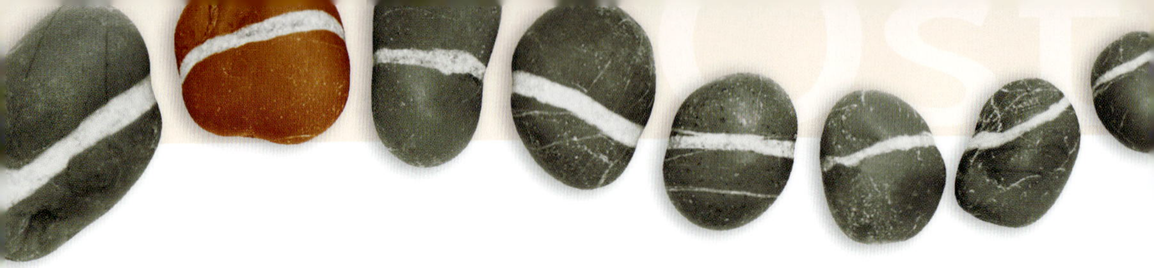

Deutlich zeigen sich in der Anamnese seine überzogenen Arbeitsansprüche und die zu hoch gesteckten Ziele, all das setzt ihn unter enormen Druck.

Das nächtliche Knirschen mit den Zähnen ist ein Ausdruck des Festbeißens an den Problemen und wirkt auf komplexe Weise auf den Gesamtorganismus zurück. Solche Störungen treten häufig in Kombination mit Kopfschmerzen, Schwindel, Tinnitus, Depressionen, Schlaflosigkeit, Hauterkrankungen und Rückenschmerzen auf.

Die osteopathische Untersuchung zeigt die Ursache an beiden Enden der Wirbelsäule, im Schädel und im Kreuzbein. Die Hirnhäute sind unbeweglich und der gesamte kraniosakrale Rhythmus (PRM) ist „zusammengedrückt", besonders spürbar an den Wangenknochen.

Durch das nächtliche Knirschen der Zähne wiederholt sich dieser Druckreiz in regelmäßigen Abständen und die Bewegungseinschränkungen setzen sich fort bis zum anderen Ende der Wirbelsäule und der Hirn- und Rückenmarkhäute, also ins Kreuzbein.

Nach der ersten osteopathischen Behandlung verbessern sich die Beschwerden fühlbar.

In dem Moment, in dem das Problem im Kiefergelenk gelöst wird, bessern sich zunehmend auch die anderen Folgebeschwerden. Nach weiteren drei Behandlungen, verteilt auf zwei Monate, sind die Schmerzen und Überspannungsbeschwerden weg.

Die osteopathische Behandlung gibt dem Organismus die Impulse, die er braucht, um einen heilsamen Prozess in Gang zu setzen. Bis der volle Erfolg spürbar ist, kann einige Zeit vergehen. Denn auch hier braucht der Organismus Zeit, um sich an das wiedererlangte Gleichgewicht der Spannungen zu gewöhnen.

Wie lässt sich Schmerz verstehen?

Man kann Schmerz grundsätzlich in akut und chronisch kategorisieren.

Akuter Schmerz

Akuter Schmerz ist ein zeitlich limitierter Schmerz, der als Reaktion auf die Schmerzentstehung und Schmerzweiterleitung wahrgenommen wird. Der akute

Schmerz hat den Charakter eines Warn- und Leitsignals, das auch wegweisend zur Diagnose der Ursache sein kann. Nebst einer allgemein wirksamen analgetischen Therapie ist die aus der Diagnose folgende Kausaltherapie entscheidend. Dazu zählt sowohl die Behandlung der auslösenden Ursache als auch die Schmerztherapie.

Chronischer Schmerz

Der chronische Schmerz ist ein zeitlich länger andauernder Schmerz, wobei der genaue Zeitrahmen unterschiedlich definiert wird, typischerweise drei bis zwölf Monate. Länger dauernde Schmerzen können sich in eine chronische Schmerzkrankheit (eigener Krankheitswert) entwickeln. Die Schmerzen haben dann ihre Leit- und Warnfunktion verloren.

Diese Schmerzkrankheit ist neben den organischen auch durch die daraus folgenden psychosozialen Veränderungen definiert, die in die integrative Schmerzbehandlung einfließen müssen. Chronische Schmerzen haben – im Gegensatz zu akuten – fast nie nur eine einzige auslösende oder unterhaltende Ursache, sie sind multikausal.

Das schmerztherapeutische Behandlungskonzept orientiert sich folgerichtig am bio-psycho-sozialen Modell, womit allein schon deutlich wird, dass die einseitige Behandlung mit Analgetika alleine dem chronischen Schmerzpatienten nicht gerecht wird.

Als Beispiele seien bestimmte Kopf- und Rückenschmerzen (auch nach mehreren Operationen), Stumpf- und Phantomschmerzen, postzosterische Neuralgien, Trigeminusneuralgie, Krebsschmerzen, sympathisch unterhaltene, postoperative und posttraumatische Schmerzen genannt.

Aus psychosomatischer wie neurobiologischer Sicht können chronische, nicht maligne Schmerzen auch Ausdruck psychischer Störungen oder bestimmter Lebens- bzw. Kindheitserfahrungen sein.

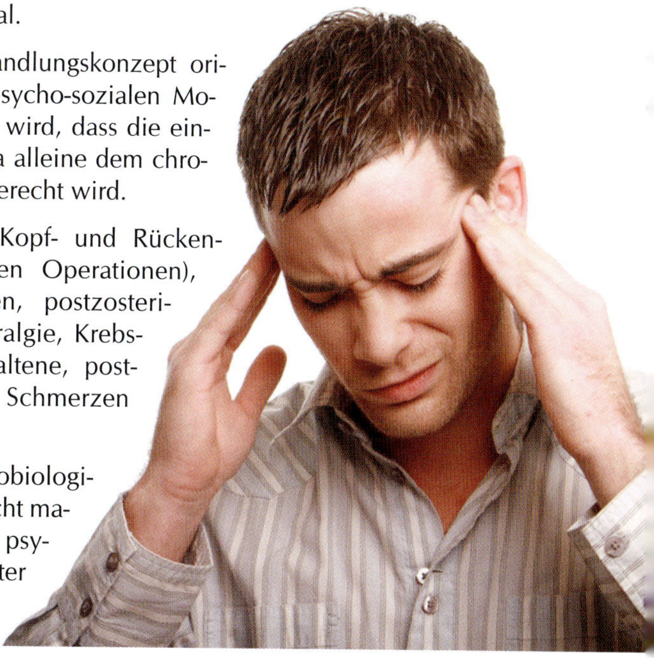

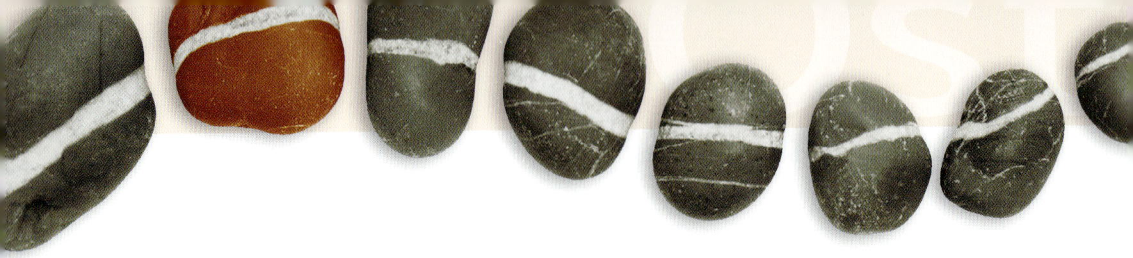

Gerade bei solchen Schmerzen und bei den Akutschmerzen, die nicht nach der zu erwartenden Zeit zu beseitigen sind, müssen Behandlungsmaßnahmen ergriffen werden, die präventiv wirken, also der Entwicklung einer Schmerzkrankheit entgegenwirken können.

Schmerzzustände sind für den Körper erlernbar.

Wiederholt auftretende Schmerzen führen zu einem intensiveren und längeren Schmerzempfinden, da dabei die Schmerzschwelle herabgesetzt wird. Deshalb ist die frühzeitige und ausreichende Schmerzbekämpfung mit Medikamenten wichtig. Entscheidend ist auch ein umfassendes, interdisziplinäres Schmerzmanagement.

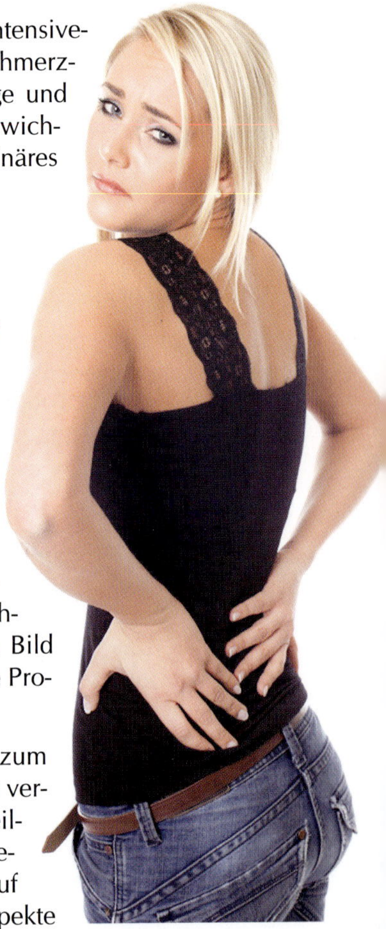

Schmerz aus osteopathischer Sicht – Erklärungsmodelle

Der Mensch – ein komplexes System

Wenn wir uns bewusst machen, wie sehr bereits auf der körperlichen Ebene alle Funktionen des Organismus miteinander vernetzt sind und in komplexer Wechselwirkung zueinander stehen, dann können wir ein Bild davon erhalten, um wie viel mehr dies für energetische Prozesse oder für den Geist Gültigkeit besitzt.

So ist bekannt, dass Schmerzen im unteren Rücken zum Beispiel durch Probleme im Nacken oder in den Füßen verursacht werden können. Die moderne Medizin hat teilweise Probleme damit, solche Zusammenhänge zu sehen, weil sich die einzelnen Fachgebiete immer mehr auf spezifische Organe und die damit verbundenen Teilaspekte konzentrieren, ohne darauf zu achten, dass es immer der Mensch als Ganzes ist, der eine Krankheit hat.

In der ganzheitlichen Gesundheitsförderung ist es aber wichtig, den Menschen in allen seinen Aspekten zu betrachten und damit sinnvolle Maßnahmen einzuleiten, die die Gesamtbalance positiv beeinflussen.

Wahrnehmen – überwachen – steuern

Das sind die Hauptaufgaben unseres Nervensystems. Als weit verzweigtes Netzwerk durchzieht es den ganzen Körper. So ist es in der Lage, fortlaufend Informationen aus unserer Umwelt und unserem Körperinneren aufzunehmen und an das Gehirn weiterzuleiten. Im Gegenzug überträgt es Anweisungen des Gehirns an Muskeln und innere Organe.

Eine wesentliche Funktion der Nerven ist die Schmerzwahrnehmung.

Schmerzen werden uns erst dann bewusst, wenn sie sich den Weg ins Gehirn gebahnt haben – wo alles verarbeitet und mit vielen anderen Informationen verbunden wird. Hier entstehen Gefühle, die Schmerzen begleiten, und es werden feine Unterscheidungen in der Qualität der Schmerzen möglich – hier kommen auch die Schmerzerinnerungen ins Spiel.

Der Schmerzprozess

Der gesamte Schmerzprozess wird Schmerzempfindung genannt.

Der Weg des Schmerzimpulses wird als Schmerzbahn bezeichnet. Die Schmerzbahnen bestehen aus unterschiedlichen Nervenfasern. Diese verschiedenen Nervenverbindungen dienen dem Schutz unseres Körpers vor weit reichenden Schädigungen. Wichtig sind hierbei die sogenannten Schutzreflexe.

Zu dieser Art von reflektorischen Schutzmechanismen gehören auch das Flucht-, Abwehr- und Angriffsverhalten als Reaktion auf vitale Bedrohungen oder potenziell weit reichende Schädigungen. Das spiegelt sich im Anpassungsprozess des Menschen an seine Umwelt und die damit verbundenen Gefahrenquellen wider.

Das gelernte Schmerzvermeidungsverhalten setzt das Schadensfrühwarnsystem in Kraft.

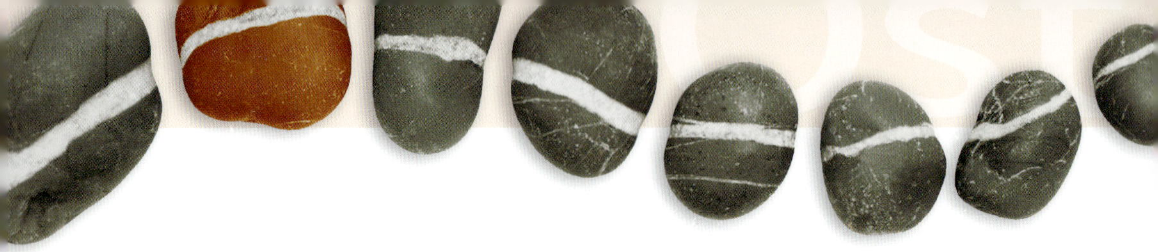

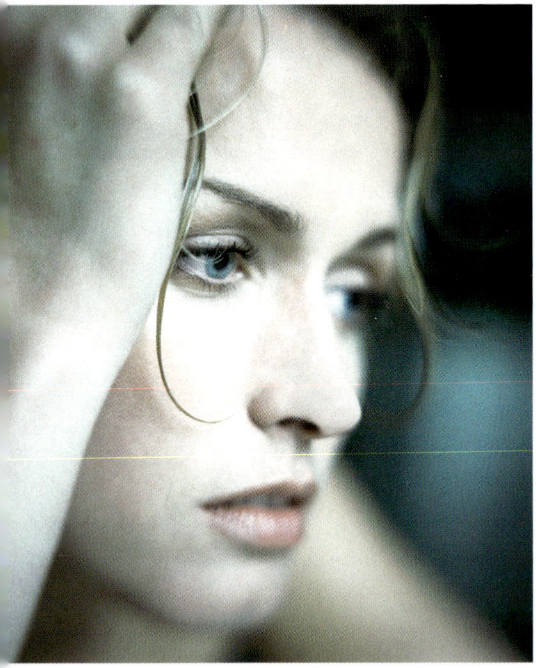

Hierin besteht der wichtige Ansatz der Schmerztherapie. Das erklärt, warum beispielsweise verhaltens- oder gesprächstherapeutische Interventionen wirksam sind.

Schmerz ist ein multidimensionales Syndrom und hat viele „Gesichter".

Der Mensch bedarf grundsätzlich einer guten Psychohygiene, damit ist ein ausgewogenes Verhältnis zwischen körperlicher und geistiger Betätigung sowie zwischen Verdauung und Reflektion gemeint. Heutzutage ist es wichtig, die Innenwelt zu stärken, um in der Außenwelt standhaft und flexibel zu sein! Denn Leistungsdruck, hohe Erwartungshaltungen, Vergleiche, Ideale können zu einem Ungleichgewicht des Biorhythmus führen.

Das äußert sich wie folgt:

- Zerstreuung,
- Nervosität,
- Schlaflosigkeit,
- Mattheit bis zur Entwicklung von depressiven Verstimmungen.

Stehen daraus resultierende destruktive Verhaltensmuster einer aktiven Teilnahme am Leben entgegen, wird es sich in der inneren und äußeren Stabilität zeigen.

Neben einer mangelnden Aufrichtigkeit (innere Festigkeit) fehlt der Rück(en)halt. Dann wird die Schwerkraft zum Feind!

Körperbeschwerden, die sich daraus entwickeln können, sind zum Beispiel die klassischen Muskel-Gelenk-Störungen (Schmerz, Blockierung, Steifigkeit, ...) bis hin zu Beschwerden, wie die Senkung der Bauchorgane und/oder Stauungen im phlebo-lymphatischen System.

Wie kann man dem Schmerz begegnen?

Von Geburt an arbeiten wir zunächst spielend mit der Schwerkraft zusammen und richten uns auf. Bis wir auf unseren eigenen Beinen stehen können, bedarf es unzähliger Reize, die unser Nervensystem ganz automatisch über unsere Stütz- und Bewegungssysteme reguliert.

Je älter der Körper wird, desto größerer willkürlicher Pflege und Zuwendung bedarf er.

Rückenschmerz – gefährliche Irrtümer

„Mir passiert schon nichts!“ – die Vogel-Strauß-Devise ist beim Thema Rückenschmerz nicht unbedingt angebracht. Primärprävention zielt gerade darauf ab, Gesundheitsschäden vorzubeugen, bevor sie eintreten. Menschen ohne Vorerkrankung haben das beste Risiko und sollten es nicht dem Zufall überlassen. Durchschnittlich haben 80 % aller Menschen mindestens einmal in ihrem Leben mit Rückenbeschwerden zu tun. Ein Drittel davon lebenslang.

„Ich bewege mich ausreichend.“ – Rückenbeschwerden können auch körperlich aktive Menschen treffen, entscheidend ist der Grad der einseitigen Belastung, die auch bei sportlicher Aktivität gegeben sein kann. Neben ungeeigneter körperlicher Aktivität gibt es eine Vielzahl von auslösenden Faktoren für Rückenprobleme. Sind Sie sicher, dass Ihr Sport der richtige für Sie ist und Sie ihn richtig ausüben?

Verhaltensweisen des menschlichen Körpers

Wie wir sitzen und gehen, so denken wir. Beobachten wir Menschen beim Gehen, können wir daraus ableiten, welche Stellung sie in ihrem Leben einnehmen. Unser Körper „spricht“ sehr deutlich und erzählt im Sitzen, Stehen oder Gehen, im Wach- oder Schlafzustand seine eigene Geschichte. Jeder von uns beurteilt seine Mitmenschen weitaus stärker in der Art, wie sie sich bewegen, als uns zunächst bewusst wird.

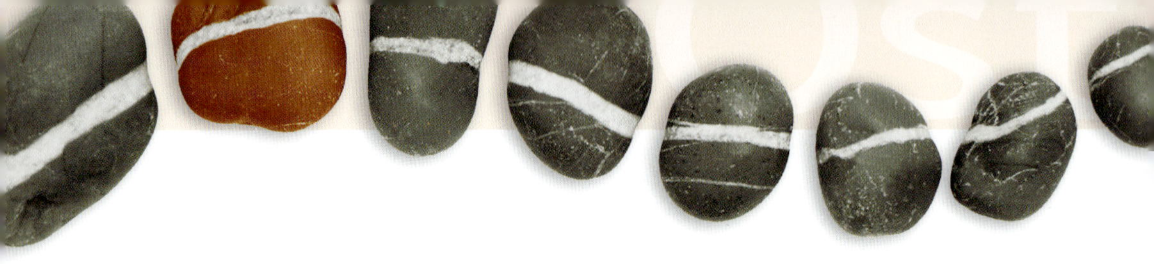

Sie alle kennen den Gesichtsausdruck eines Denkers und Philosophen, ebenso sind wir beeindruckt von der Ausdrucksstärke eines Tänzers. Wenn wir uns an Mutter oder Vater erinnern, erscheint vor unserem geistigen Auge nicht das Gesicht, sondern wir sehen ihre Körper, wie sie sich bewegen, essen oder Gartenarbeit verrichten. Wir erinnern beide Körper, die sich bewegen.

Die individuelle geistige Bildergalerie eines Jeden weiß, wie ein Langstreckenläufer rennt oder ein Tennisspieler aufschlägt. Unser körperliches Verhalten ist selten rational, es ist normalerweise emotional gesteuert. So können wir nach reiflicher Überlegung kluge Worte sprechen, aber die ganze Person reagiert auf Gefühle.

So führt jeder Gedanke, verbunden mit Gefühlen, zu Änderungen in der Muskelspannung.

Elementare Bewegungsmuster sind ein biologisch menschliches Erbe. Der menschliche Körper drückt in seiner Gesamtheit sein gefühlsmäßiges Denken aus.

Seelische Belastungen wie Stress, Konflikte und Sorgen spielen dabei eine wichtige Rolle. Sie können häufig zu Muskelüberspannung und Schmerzen führen.

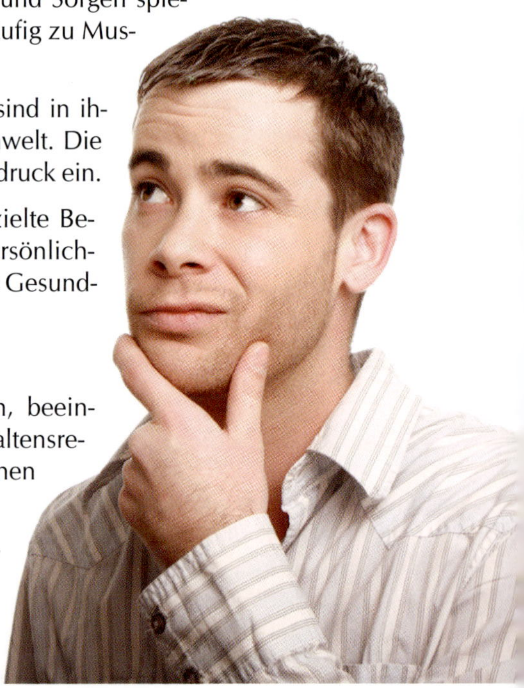

Die Körperhaltung und Körperbewegungen sind in ihrer Gesamtheit ein Schauspiel der Gedankenwelt. Die Persönlichkeit nimmt einen körperlichen Ausdruck ein.

So gestalten sich in unseren Seminaren gezielte Bewegungsübungen zu einem bewussten Persönlichkeitstraining, um physisch und psychisch die Gesundheit zu stärken.

Zusammenfassend gilt:

Die Art, wie wir uns lernen auszudrücken, beeinflusst und kontrolliert unser gesamtes Verhaltensrepertoire, so auch die Beziehung der einzelnen Körperteile zum Ganzen.

Unser Verhaltensmuster umfasst den Verstand und die Gefühlswelt, unser Temperament, die persönlichen Erfahrungen und die bestehenden Vorurteile oder Erwartungshaltungen.

Der menschliche Körper ist gezwungen, mechanisch, physiologisch und psychologisch um sein Gleichgewicht zu kämpfen.

Der Mensch ist eine Einheit. Intellekt, Motorik und soziales Verhalten wirken sinnvoll zusammen.

Wollen wir unseren Körper intelligent einsetzen, müssen wir seine Beschaffenheit und Eigenschaften verstehen. Der evolutionäre Übergang des Menschen zur aufrechten Haltung erhöhte seine Bewegungsfreiheit und gab ihm die Möglichkeit, seine Umgebung mit mehr Weitsicht zu betrachten. In mechanischer Hinsicht hat die aufrechte Haltung auch Nachteile.

So ist es wichtig, sich Kenntnisse anzueignen, wie ein ausgewogenes dynamisches Gleichgewicht von Haltung und Bewegung unterstützt werden kann.

Unser wichtigstes zentrales Stütz- und Bewegungsorgan ist die Wirbelsäule. Sie ist ein funktionell ausgeklügeltes System. Mit der Wechselbeziehung von Knochen und den sie bewegenden Muskeln und dem System aus Muskel und Nerven haben wir einen Steuerungsablauf (Reiz-Reaktionsmuster) entwickelt, der uns befähigt, sowohl kleinste Feinarbeiten wie das Sticken als auch hoch komplizierte, geniale Bewegungsabläufe auszuführen, wie die eines Ballettkünstlers.

Hierfür sind Koordination (Orientierungsgefühl des Körpers im Raum) und ein dynamisches Wechselspiel von An- und Entspannung nötig. Druck und Zugkräfte verursachen mechanische Veränderungen, die sich auf das lebendige Gewebe als organische Veränderungen auswirken. Um eine bewusste Kontrolle des Gleichgewichts unserer Knochenstruktur zu erreichen, sollten wir uns mit dem mechanischen Bild und dem schon lange etablierten neuromuskulären System der notwendigen räumlich-zeitlichen Anpassung beschäftigen.

Die Wirbelsäule

Die evolutionäre Umstellung auf eine Haltung auf zwei Beinen war nicht so einfach. Die bewährte Vierbeinerstruktur balanciert die Körpergewichte an der Wirbelsäule als horizontale Achse und verteilt sie fast gleichmäßig auf vier Stützpfeiler.

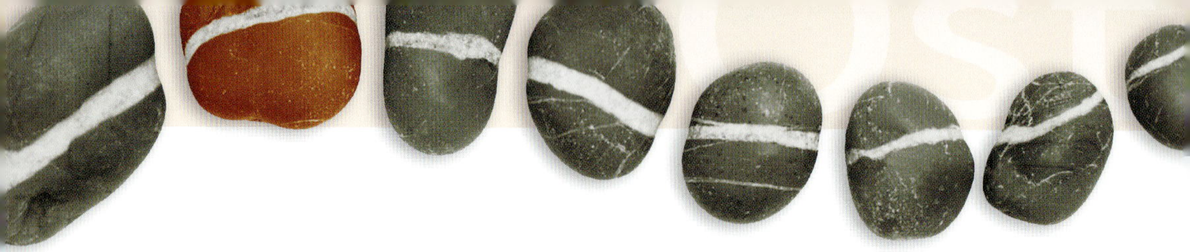

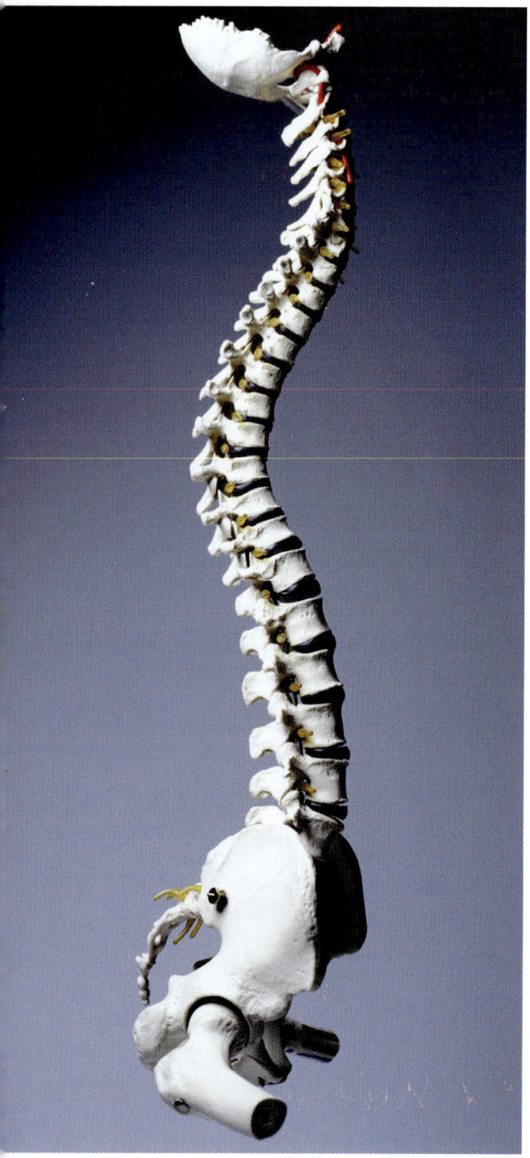

Als Zweibeiner dient die Wirbelsäule als vertikal geschwungene Achse, sie verteilt das Körpergewicht auf eine kleine Basis von zwei tragenden Elementen, den Beinen.

Ein Struktur- und Funktionsverständnis ist hilfreich, um eine gesunde Belastbarkeit der Wirbelsäule und eine gut regulierte Körperökonomie zu erhalten.

Durchschnittlich hat eine Wirbelsäule eine Gesamtlänge von

- 60 cm bei einer Frau,
- 70 cm bei einem Mann.

Vier von fünf Menschen leiden im Laufe ihres Lebens unter Rückenschmerzen. Häufig treten sie schon bei jungen Menschen zwischen dem 20. und 30. Lebensjahr auf.

Die Wirbelsäule verbindet den Schädel (Cranium) und das Becken miteinander. Sie besteht knöchern aus 24 Wirbelkörpern, dem Kreuzbein und Steißbein. Es gibt

- 7 Halswirbel,
- 12 Brustwirbel und
- 5 Lendenwirbel.

Kreuzbein und Steißbein sind evolutionär verschmolzene und zurückgebildete Wirbelsegmente und bilden die Rückwand des Beckenringes.

Die einzelnen Wirbelkörper sind durch Wirbelgelenke, Bandscheiben, Bänder und Muskeln miteinander verbunden. Die Wirbelsäule ist nicht nur gebogen, sondern verjüngt sich zusätzlich kopfwärts-cranial.

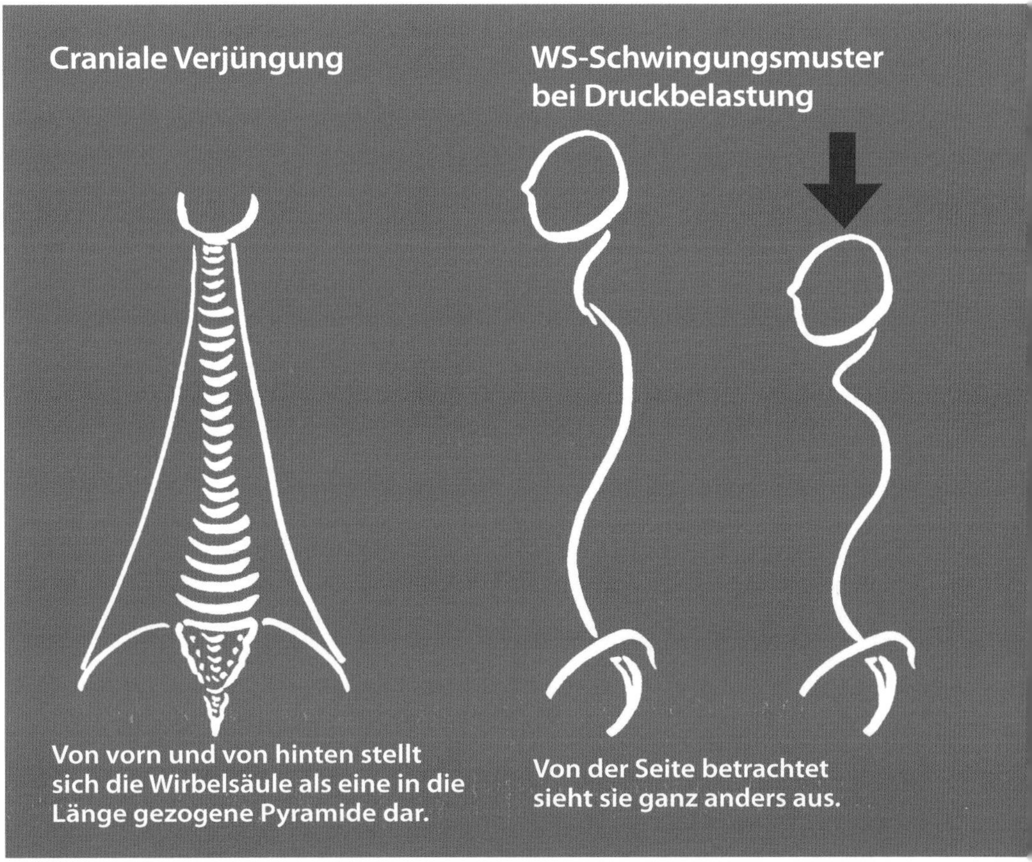

Die zentrale Lage der Wirbelsäule, ihre nach beiden Seiten symmetrische Ausrichtung und pyramidenartige Form geben ihr die große Stärke als Stützgerüst. Die S-förmige Kurvenstruktur gibt der aufrechten Haltung die notwendige Stabilität und Kraft, um das Körpergewicht zu tragen.

Somit kann von der klassischen Wirbel-Säule nicht gesprochen werden, es ist eher ein stato-dynamisches Gerüst. Für ein gesundes Bewegungsverständnis ist es wichtig zu verstehen, dass das Wort „Wirbelsäule" kein statisches Konstrukt beinhaltet. Die besondere Struktur und Form ermöglichen die Dynamik der Bewegungsachse.

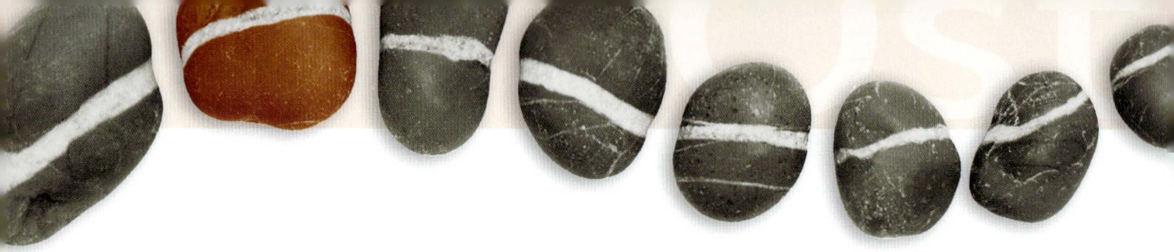

Der Bänderapparat wirkt zusätzlich stützend und hat eine wertvolle Haltefunktion. Es sind kräftige Faserbänder, die Muskelsehnen ähneln, nicht elastisch sind, aber ein wenig nachgeben.

Eine schlechte Körperhaltung ist „Gift" für die Wirbelsäule.

In einer ausgewogenen aufrechten Körperhaltung können senkrechte Stoßbewegungen abgefedert werden. Die leicht geschwungene (doppelte S) Form bietet die Möglichkeit zur Bewegung und gleichzeitig drucksenkenden Statik. So wird vorrangig der Kopf geschützt, aber auch die großen Gelenke (Hüften, Knie).

Eine schlechte Körperhaltung ist oft die Ursache für zu viel Druck und zu wenig Bewegungsfreiheit (keine natürliche Pufferreaktion der Wirbelsäule möglich), das führt langfristig zu Verschleißerscheinungen. Achten Sie auf eine ausgewogene Bewegung, um die Körperhaltung zu unterstützen, gleichzeitig sollten auch die Gesetzmäßigkeiten der Biomechanik beachtet werden.

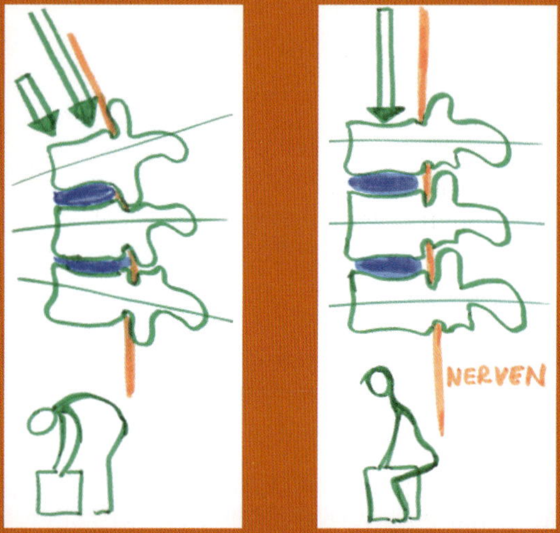

Die Biomechanik des Hebens und Tragens

Einseitige ungünstige Körperhaltungen, wie langes Stehen, langes Sitzen und Arbeiten in gebückter Haltung oder Tragen von Lasten in gebückter Haltung, belasten den Rücken ganz erheblich. Der Muskelapparat spannt an, um zu stabilisieren und nervale Strukturen zu schützen. Die anhaltende Anspannung der Rückenmuskulatur zählt zu den häufigsten Ursachen für schleichend beginnende Rückenschmerzen.

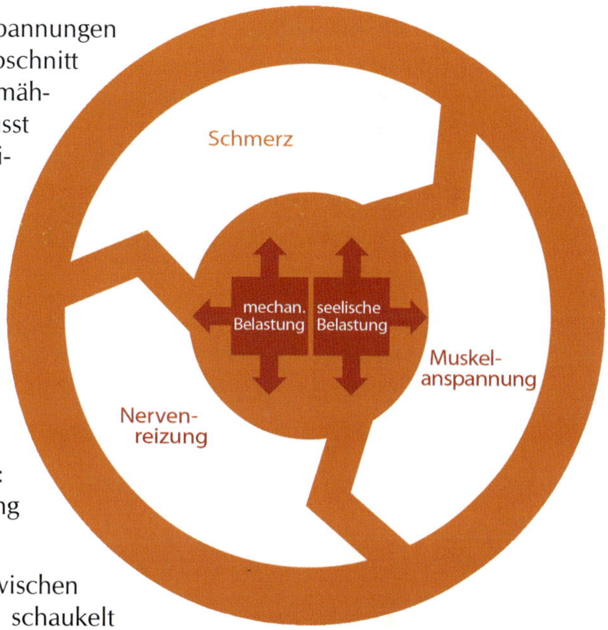

Im Alltag bleiben muskuläre Verspannungen vor allem im unteren Rückenabschnitt meist völlig unbemerkt. Erst der allmählich eintretende Schmerz wird bewusst wahrgenommen. Kommt es zu einem heftigeren Schmerz, löst dieser wiederum reflexhaft eine Verspannung der umliegenden Muskeln und eine unwillkürliche Fehlhaltung aus.

Diese Fehlhaltung stellt wieder eine neue biomechanische Belastung dar.

Es kommt zu einem Teufelskreis: „Muskelanspannung ▷ Nervenreizung ▷ Schmerz".

Der so entstehende „Teufelskreis" zwischen Muskelanspannung und Schmerz schaukelt sich unmerklich auf und stellt somit eine wesentliche Ursache für den anhaltenden chronischen Rückenschmerz dar.

Hilfe bei Rückenschmerzen

Jede Struktur ist so beschaffen, dass sie dazu dient, die einwirkenden Kräfte weiterzuleiten oder ihnen standzuhalten. So reagiert jede einfache oder komplexe Struktur auf die von außen kommenden Kräfte entweder mit Widerstand oder mit Nachgeben. Die Zusammenhänge zwischen der Wirbelsäule, dem Brustkorb,

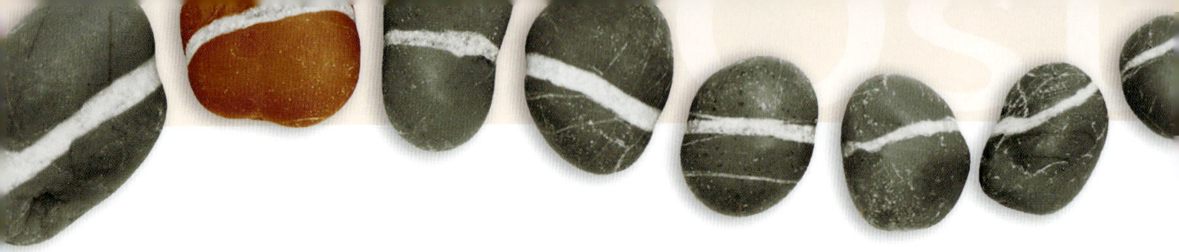

Kopf, Becken und ihrem eigenen Bewegungsumfang sowie deren Bewegungsqualitäten sollten erkannt werden.

Was heißt nun konkret Bewegung?

Für die Wirbelsäule gibt es im Wesentlichen folgende Arten von Bewegungen:

- Beugung und Streckung,
- seitliche Beugung,
- Drehung.
- Hinzu kommen respiratorische, durch das Ein- und Ausatmen entstehende Bewegungen
- und zahlreiche mögliche Kombinationen aus zwei oder mehr verschiedenen Bewegungsarten.

Bei einer Bewegungseinschränkung sind immer mehrere Bewegungsarten gleichzeitig betroffen.

Die acht Bewegungsrichtungen der Wirbelsäule beinhalten eine Bewegungsfolge mit allen Bewegungsrichtungen der Wirbelsäule für „Meer"-Kraft und Beweglichkeit. (Zur genauen Übungsanleitung siehe Seite 129.)

Du fühlst dich so alt, wie beweglich deine Wirbelsäule ist. Die Wirbelsäule, auch als Lebensbaum bezeichnet, erhält in diesem Kontext körpersprachlich ein deutliches Indiz für Vitalität und Präsenz.

Geben Sie sich wieder Raum und werden Sie aktiv!

Mit diesem ausgewählten Übungsprogramm zur Kräftigung, Dehnung und Koordination der Wirbelsäule können Sie lernen, Ihre Muskeln wieder neu wahrzunehmen und wirkungsvoll einzusetzen. Diese speziellen Körperwahrnehmungsübungen helfen durch regelmäßiges Üben,

- einen gesunden, starken und beweglichen Rücken zu entwickeln,
- mehr Bewegungsfreiheit für den Nacken, die Schultern und Arme zu gewinnen,
- sich leichter und müheloser zu bewegen und
- so Verspannungen zu lösen und gleichzeitig Stress abzubauen.

Körperwahrnehmungsübungen

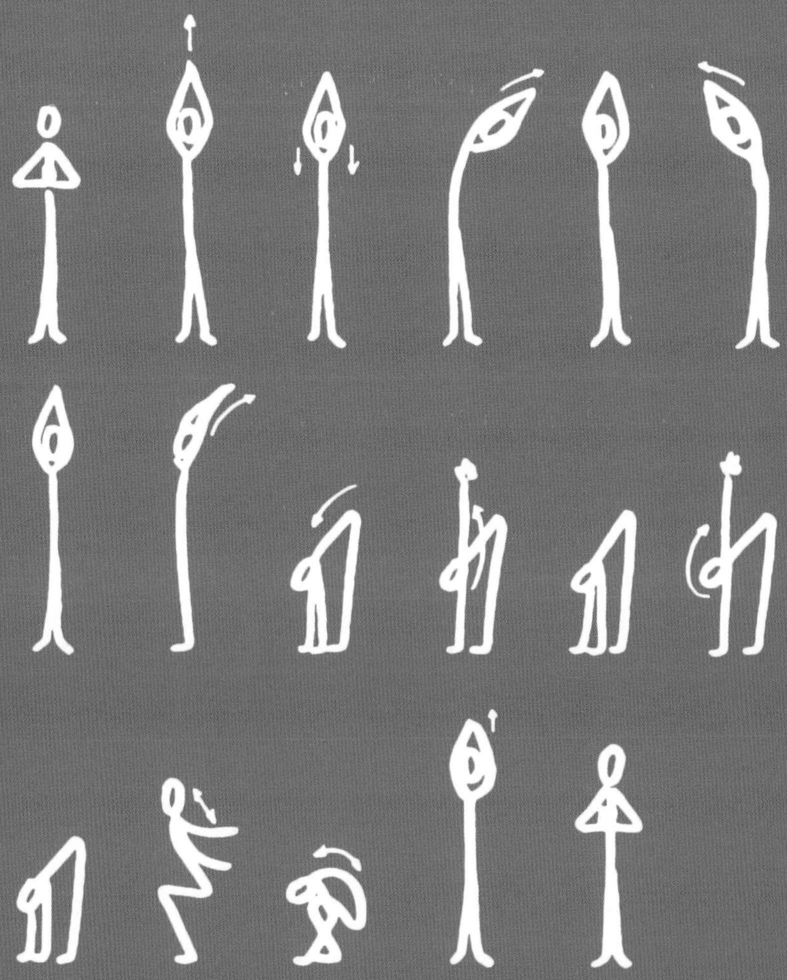

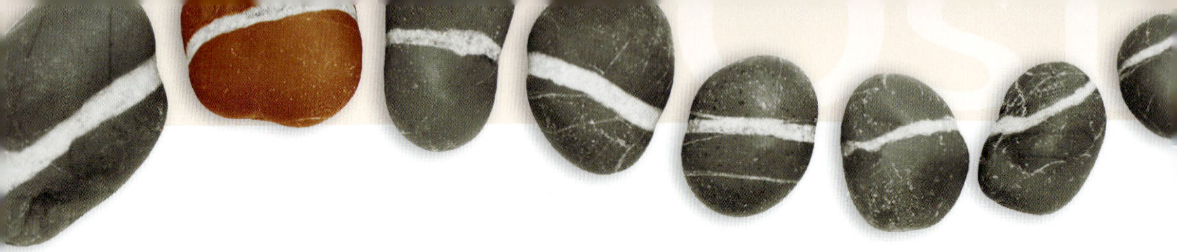

Das ganzheitliche Bewegungstraining nutzt sanfte Bewegungen (dynamisch oder statisch), verbunden mit einer ruhigen gleichmäßigen Atmung und dem Ziel, zur Ruhe zu kommen.

Pausen und entspannungsförderndes Verhalten sind wichtige Maßnahmen, die dazu beitragen, den Teufelskreis „Schmerz – Muskelanspannung – Schmerz" zu durchbrechen.

Schon ein entspannendes Bad oder ein Saunagang verbessern das Wohlbefinden und die Körperhaltung.

Diese Aktivitäten können ein wichtiger Teil für Ihre persönliche Bewältigungsstrategie sein. Nutzen Sie Rückenschmerzen oder Verspannungen als Warnsignal, dem ein entsprechend achtsames Verhalten folgt. Dazu gehört auch, dass Körperhaltungen aktiv verändert werden. Dauern die Rückenschmerzen trotzdem einige Wochen an, nehmen Sie sich Zeit, Auftreten und Dauer der Schmerzen genauer zu durchleuchten.

Wichtige Fragen sind:

- Wann kommt der Schmerz?
- Welche Faktoren verstärken die Rückenschmerzen?

Die Beantwortung dieser Fragen kann für die Behandlung sehr wichtig sein und wird durch das Führen eines Schmerztagebuches wesentlich erleichtert.

Wie führe ich ein Schmerztagebuch?

Notieren Sie in Ihrem Schmerztagebuch zu bestimmten Zeitabständen, z.B. alle zwei Stunden, die augenblickliche Schmerzintensität. Bewerten Sie mit einer Skala von 0 bis 10 die Stärke der Schmerzen (0 = schmerzfrei, 10 = stärkste Schmerzen) und beschreiben Sie kurz die Situation. In vielen Fällen kann es hilfreich sein, das Schmerztagebuch gemeinsam mit Ihrem Arzt auszuwerten.

Hinweis: Ein regelmäßig geführtes Schmerztagebuch ist eine gute Grundlage für eine schmerztherapeutische Anamnese. Der Schmerztherapeut kann mit dessen Hilfe gezielt nach Ursachen für die einschränkenden Beschwerden untersuchen.

Eine wunderbare Gelegenheit, den Umgang mit dem Schmerztagebuch zu erlernen, ist ein hierfür ausgerichtetes Schmerztherapie-Seminar.

Wichtige Maßnahmen, die dazu beitragen, den Teufelskreis „Schmerz – Muskelanspannung – Schmerz" zu durchbrechen, werden in einem Schmerztherapie-Seminar alltagsrelevant erlernt und praktisch durchgeführt. Es gilt, nachhaltig den Alltag zu verändern. Diese Aktivitäten können ein wichtiger Teil für Ihre persönliche Bewältigungsstrategie sein.

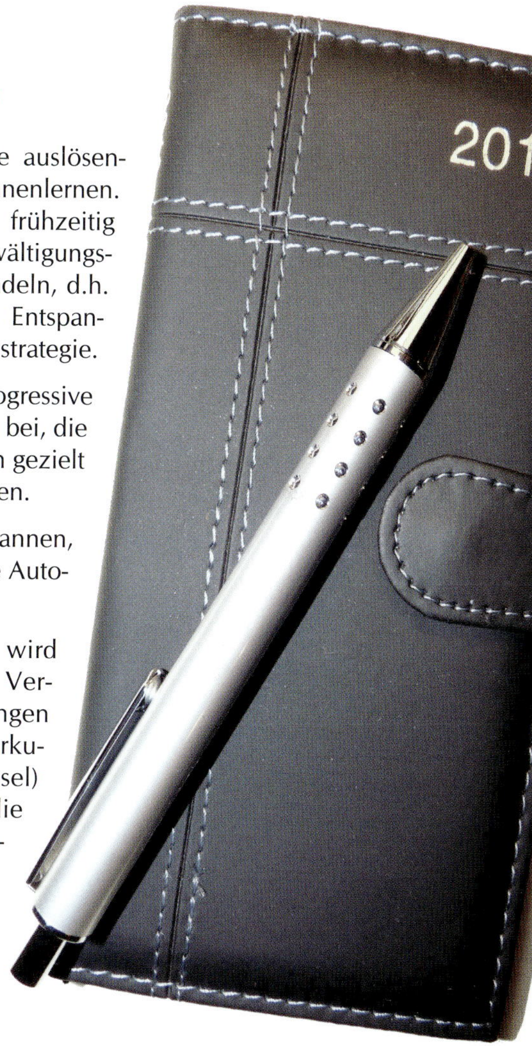

Bewältigungsstrategien entwickeln

Anhand des Schmerztagebuchs können Sie auslösende und aufrechterhaltende Faktoren kennenlernen. Im nächsten Schritt sollten Sie versuchen, frühzeitig schmerzfördernde Gedanken durch ein Bewältigungssignal zu ersetzen und entsprechend zu handeln, d.h. entspannungsfördernde Pausen einzulegen. Entspannung ist ein wichtiger Teil jeder Bewältigungsstrategie.

Bewusste Entspannungsübungen, wie die progressive Muskelrelaxation nach Jacobson, tragen dazu bei, die Anspannungen verschiedener Muskelgruppen gezielt zu lösen und den Teufelskreis zu durchbrechen.

Wenn es Ihnen schwer fällt, sich zu entspannen, können auch andere gezielte Techniken, wie Autogenes Training oder Yoga sehr hilfreich sein.

Auch in einer osteopathischen Behandlung wird der Körper nach und nach manuell von Verspannungen und Bewegungseinschränkungen jeglicher Art befreit. Dabei werden die Zirkulation und der Metabolismus (Stoffwechsel) wiederhergestellt. Der Körper wird durch die osteopathische Behandlung dazu veranlasst, seine autoregulativen Kräfte (Selbstheilungskräfte) wieder auszuschöpfen. Das richtige Verhältnis von Entspannung und Anspannung führt zur gewünschten Wohlspannung und Bewegungsfreiheit.

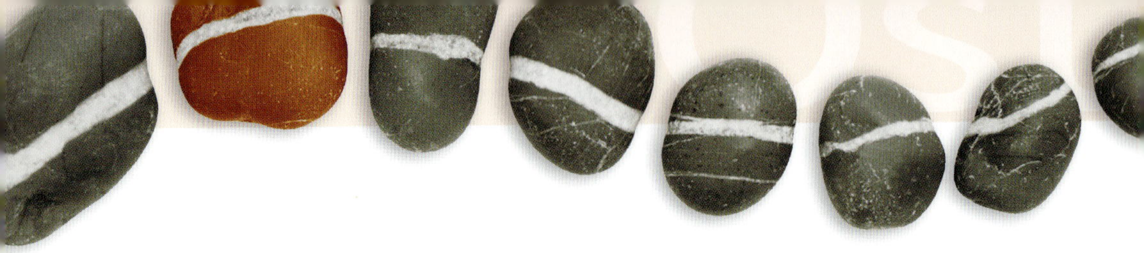

Gesundheit erfordert nichts anderes als das Verständnis der eigenen körperlichen und geistigen Bedürfnisse. Je früher dieses Körperbewusstsein entsteht, umso präventiver ist der Zustand jeder gesunden Körperentwicklung. Der Körper ist dein Zuhause, behandle ihn gut und pflege ihn, dann fühlst du dich wohl.

Bewegungsfreiheit

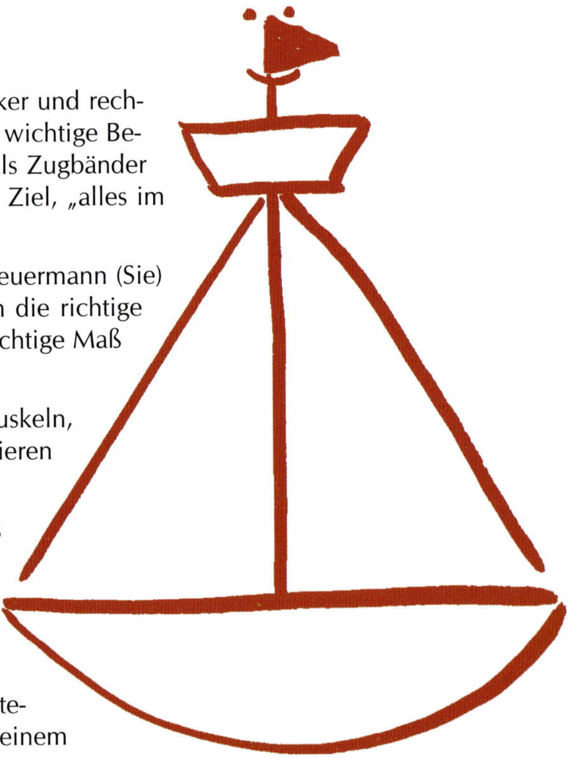

Das ausgewogene Zusammenspiel linker und rechter Rumpfhälfte bekommt so eine sehr wichtige Bedeutung. Stellen wir uns die Bänder als Zugbänder eines Segelmastes (WS) vor, so ist das Ziel, „alles im Lot zu halten".

Das wiederum braucht einen guten Steuermann (Sie) und Wind (Bewegung). Steuern Sie in die richtige Richtung und finden Sie für sich das richtige Maß an ausgewogener Bewegung.

Für Bewegung sorgen unzählige Muskeln, die sowohl bewegen als auch stabilisieren müssen.

Denn unser Bewegungsmechanismus sollte mit der Schwerkraft eine Kooperation eingehen.

Somit sind vertikale und horizontale Muskelketten für eine aufrechte Körperhaltung verantwortlich. Diese stehen nach optimalsten Bedingungen in einem Gleichgewicht zueinander.

Muskulär wird diese Wirbelkonstruktion vertikal durch Rücken und Bauchmuskeln stabilisiert. Horizontal sind die Schulter-Nacken-Muskulatur (Thorakalapertur), das Zwerchfell (Atemmuskel) und der Beckenboden sehr bedeutsam.

Neben einer Muskelbalance sind die einzelnen Bandscheiben ein wichtiger Bestandteil. Ähnlich einer Gelenkverbindung sind sie fest mit den Wirbelkörpern verbunden und gleichzeitig Stoßdämpfer. Dadurch ist die Wirbelsäule kräftig und flexibel. Insgesamt hat ein Mensch 23 Bandscheiben.

Die Bandscheiben leben von der Bewegung.
Wer rastet, der rostet!

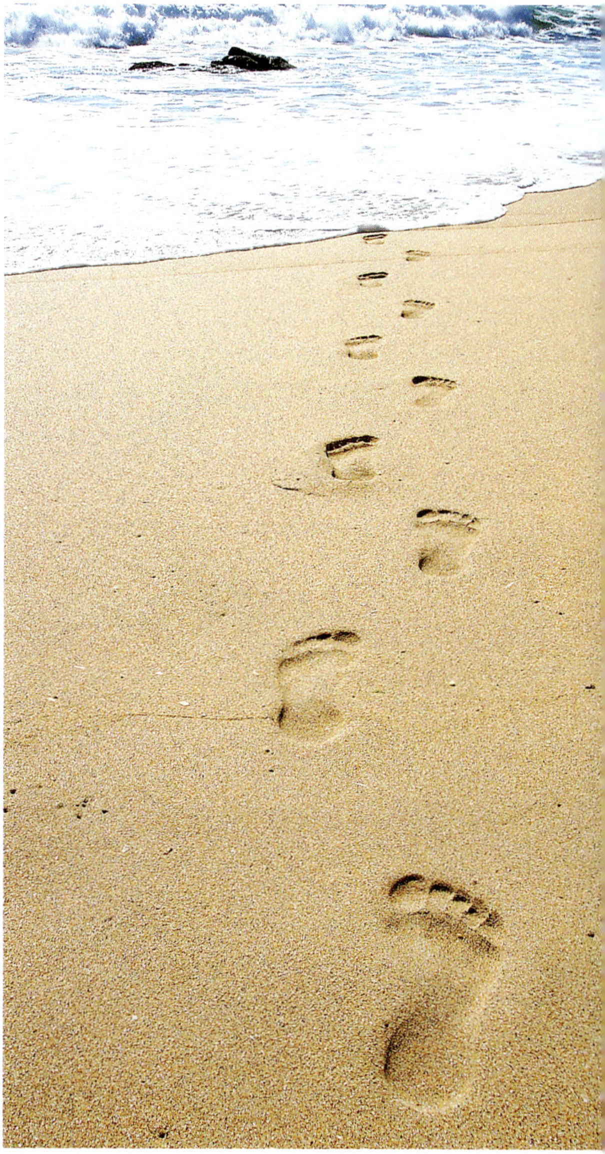

Die Druckregulierung der Bandscheiben ermöglicht ein kluges Schwammsystem. Mit zunehmender Belastung diffundiert Flüssigkeit nach außen, daher sind aufbauende und entlastende Ruhephasen für die „Schwammpuffer" so wichtig. Durchschnittlich ist der Mensch nach einer erholsamen Nacht ca. 2 cm größer.

Unser Körper ist konzipiert als ein ganzheitliches, komplexes und sehr anpassungsfähiges System. Gesundheit erfordert nichts anderes als das Verständnis der eigenen körperlichen und geistigen Bedürfnisse.

Es gibt zahlreiche Beschwerdebilder, die sich aus ungünstigen Fehlbelastungen (Überlastung/Unterforderung) oder degenerativen Erkrankungen des Körpers entwickeln können. Es gibt aber auch mindestens genauso viele Wege und unterstützende Möglichkeiten, um diese Zustände einzugrenzen.

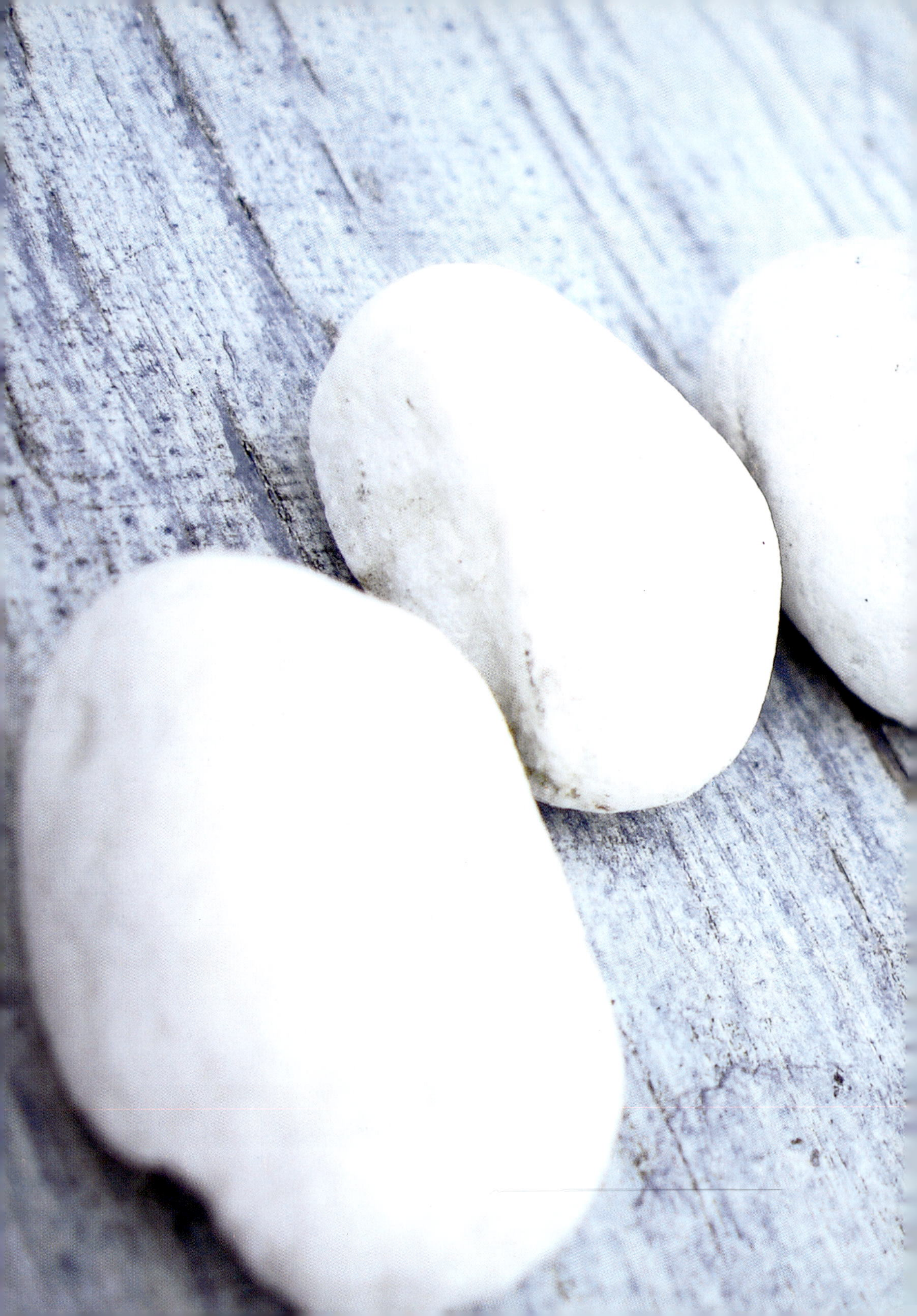

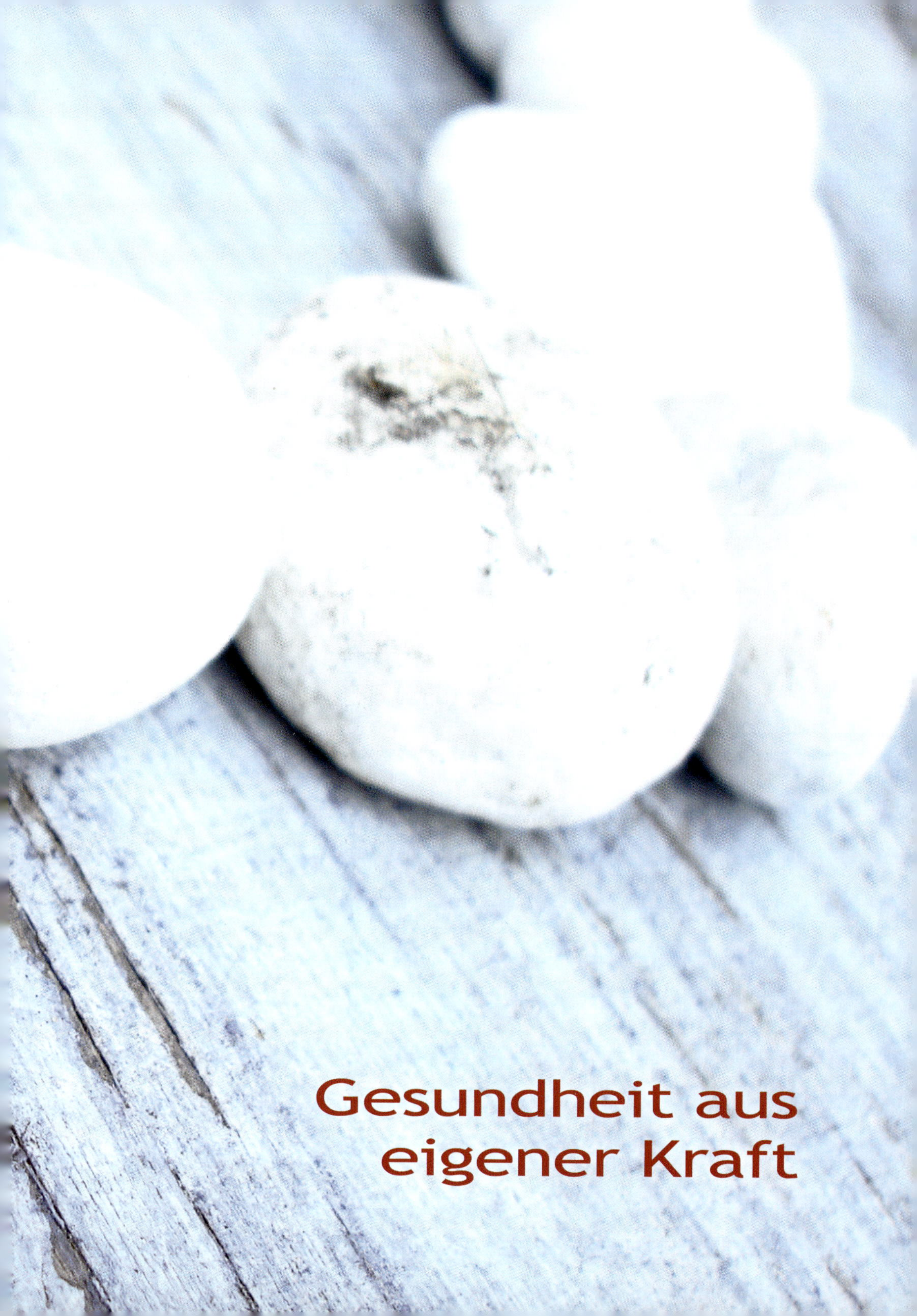

Gesundheit aus eigener Kraft

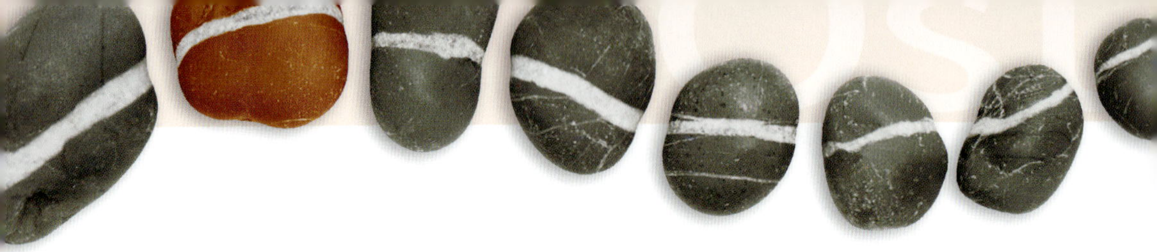

Gesundheit aus eigener Kraft

Der osteopathische Heilungsprozess

Der Heilungsprozess ist aus osteopathischer Sicht ein ganzheitlicher Prozess. In detektivischer Arbeit wird der Ursache einer Beschwerdesymptomatik auf den Grund gegangen. Dies geschieht auf der Grundlage des osteopathischen Wissens über Anatomie und Physiologie und deren funktionelle Zusammenhänge. Die gefundene Ursache kann somit beseitigt werden. Die aktuell bestehende Symptomatik verändert sich.

Die osteopathische Läsion

Eine Läsion oder Dysfunktion kennzeichnet sich immer durch eine Hypomobilität. Eine sehr feine Hypomobilität setzt bereits ein, bevor es zu Schmerzen, vegetativen Veränderungen oder Sensibilitätsproblemen kommt.

Osteopathische Läsionen finden wir in Knochen, Gelenken, Muskeln, Faszien, nervalen und viszeralen Strukturen. Diese lassen sich palpieren oder testen.

Sobald im Körper eine Läsion besteht, versuchen die Selbstheilungskräfte den Gesundheitszustand wiederherzustellen. Gelingt ihnen das nicht, wird das betroffene Gewebe fibrosieren.

Selbst kleinste Läsionen, die sich im Körper manifestiert haben, werden ihn weiterhin beeinflussen. Neue Symptome können entstehen, „sekundäre Läsionen" genannt.

Sekundäre Läsionen können sich schnell einstellen, oder spät – Jahre nach der ursprünglichen Verletzung. Das sind die Stellen im Körper, wo er versucht hat, zu kompensieren. Wenn eine Kompensation nicht möglich ist, kommt es zur Adaptation.

Gegensätzlich zur primären Läsion sind sekundäre Läsionen meist multisegmental.

Die Entwicklung von adaptativen Ursachenketten ist zum Teil auch genetisch bedingt.

Je nach Konstitutionstyp kann sich eine bestimmte Haltung einstellen, es entstehen Schonhaltungen. Bei der Entstehungsweise teilt der Organismus den verschiedenen Organsystemen eine bestimmte Rangordnung zu.

1. Das Nervensystem hat oberste Priorität, es wird als allerletztes System kompensieren.
2. Aber bei einer Gefährdung des Nervensystems erfolgt sofort eine Kompensation im Sinne einer Schonung.
3. Die nächste Priorität haben die Thoraxorgane und die Organe des kleinen Beckens.
4. Erst dann folgen die Organe, die Platz brauchen: Darm, Magen.
5. An letzter Stelle steht der Bewegungsapparat.

In allen Kompensationsmechanismen wird der Körper versuchen, ein Gleichgewicht zu erhalten. Das bedeutet, er wird die Gleichgewichtsorgane in die Waagerechte stellen.

Das Gleichgewicht steht für den Körper immer an erster Stelle.

Erst dann wird die Ökonomie im Körperkreislauf angestrebt.

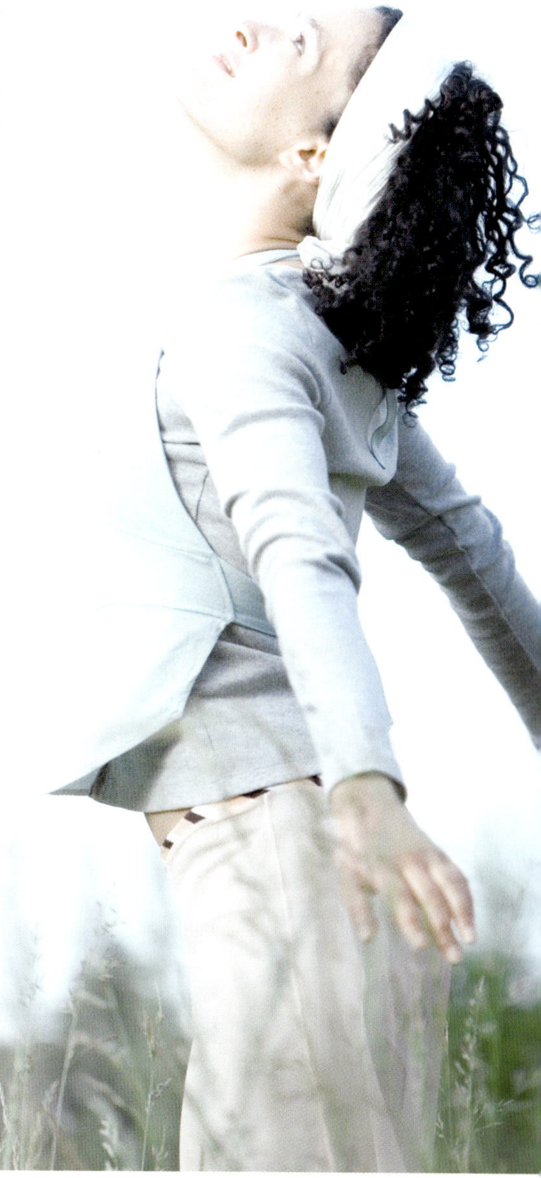

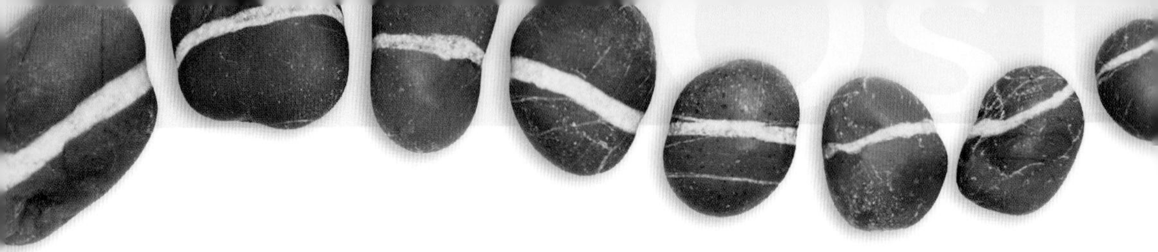

Jede Abweichung vom gesunden Zustand des Körpers kostet Energie. Der Körper wird sie in jedem Fall aufbringen, um das Gleichgewicht zu bewahren. Die Ökonomie des Körpers wird dann über Einbußen im Komfort geschont. Das bedeutet, der Körper opfert unter bestimmten Bedingungen Beweglichkeit für mehr Stabilität.

Das Gleichgewicht kann zum Beispiel erhalten werden durch eine Mehrbelastung des Faszien-Bänder-Systems, um den Energieverbrauch der Muskulatur zu senken.

Besteht dieser Zustand länger, werden die Bänder schmerzen und auf Dauer überdehnt sein.

Schonhaltungen über die Muskelketten unterliegen bestimmten Gesetzmäßigkeiten. Im Körper bestehen Flexions-, Extensionsketten und gemischte Ketten. Durch die Diaphragmen kann die eine Form in die andere wechseln. So kann auch jedes Gelenk als ein Diaphragma bezeichnet werden.

Der Osteopath geht der komplexen Ursache-Folge-Kette nach, jedoch wird die primäre Läsion vorrangig behandelt.

Hier ein anschauliches Beispiel dazu, eine Schultergelenkproblematik:

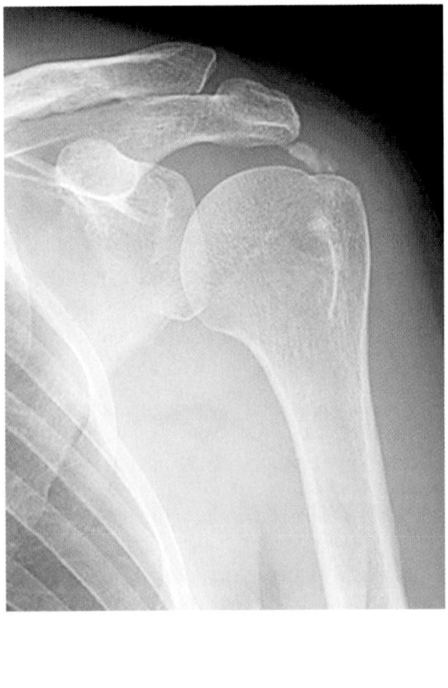

Eine Patientin kommt mit der Diagnose „Kalkschulter – rechts“ in meine Praxis und soll in 14 Tagen operiert werden. Sie hat deutliche Einschränkungen im Bewegungsumfang, verbunden mit starkem Schmerz. Laut ihrer Aussage besteht diese Schultergelenkproblematik bereits seit längerer Zeit. Infolgedessen hat sie Schwierigkeiten beim An- und Ausziehen, in der Körperpflege und während der Arbeit im Haushalt sowie am Arbeitsplatz. Ihre Lebensqualität ist deutlich eingeschränkt.

In der Anamnese wird deutlich, dass sie im Schulter-Nacken-Bereich zu Verspannungen neigt, gelegentlich mit aufsteigenden Kopfschmerzen verbunden.

Besonders stark zeigen sich die Auswirkungen der erhöhten Spannung nach einem stressigen Arbeitstag im Büro (Schreibtischarbeitsplatz).

In der körperlichen Untersuchung zeigt sich eine deutlich geringere Rotation und Seitneigung der Halswirbelsäule (HWS) nach links. Weiters ist der rechte Phrenicusnerv deutlich tastbarer als auf der linken Seite. Dieser Nerv kommt aus dem Rückenmark der mittleren Halswirbelsäule und versorgt das Zwerchfell, welches für jede Ein- und Ausatmung zuständig ist. Das Zwerchfell ist bei der Patientin rechts dauerhaft auf Anspannung (= Einatemposition) gestellt. Die physiologische Pumpfunktion, die das Zwerchfell mit jedem Atemzug auf die Leber ausübt, kann nur noch stark reduziert geschehen. Gleichzeitig versorgt dieser Nerv die Oberbauchorgane (rechts: Leber/Gallenblase) sensibel.

Die Leber ist die Chemiefabrik des Körpers. Durch die reduzierte Pumpwirkung auf die Leber sind jetzt die „Mitarbeiter" dieser Chemiefabrik weniger leistungsfähig. Die Mitarbeiterzahl wird erhöht, um die Leistungsfähigkeit halten zu können. Die Organkapsel der Leber kommt infolge des Wachstums auf Spannung.

Diese Spannung wird über den Phrenicusnerv in das Rückenmark der mittleren Halswirbelsäule geleitet. Von den Rückenmarksegmenten gehen die neurologischen Impulse über Nervenverbindungen direkt in den Schulterbereich und in die entsprechenden Muskelgruppen. Mit diesen vermehrten neurologischen Impulsen in Richtung Schultermuskulatur erhöht diese die Schultermuskelspannung kontinuierlich. Die Gelenkpartner sind deutlich angenähert und stehen unter Druck.

Gleichzeitig ist die Zirkulation im Schultergelenk reduziert, es lagern sich vermehrt Stoffwechselendprodukte an. Diese sind Auslöser für den spürbaren Schulterschmerz und die Entzündungsreaktion am Gelenk.

Die Patientin ist nach der ersten osteopathischen Behandlung von Leber, Zwerchfell, Phrenicusnerv und mittlerer Halswirbelsäule nicht sofort schmerzfrei.

Die Schulter hatte trotzdem direkt nach dieser osteopathischen Behandlung mehr Mobilität.

Eine Woche später kommt die Patientin zur Folgebehandlung. Sie berichtet voller Freude und Verwunderung, dass sie wieder ohne Schmerzen und mit voller Beweglichkeit ihren täglichen Anforderungen nachkommen kann. Ihren Operationstermin hat sie daher abgesagt, da keine Indikation mehr vorliegt.

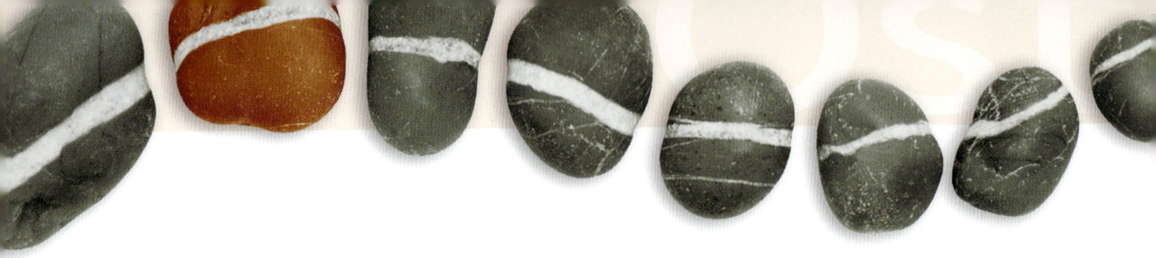

Der Osteopath ist in der Lage, über Schlüsselpositionen des Körpers Korrekturen vorzunehmen und so entscheidende Barrieren zu entfernen. Dadurch wird der Körper befähigt, sich selbst neu auszurichten und das Körpergleichgewicht wiederherzustellen. Gezielt gesetzte Energieimpulse durch den Osteopathen bringen die Selbstheilungskräfte des Körpers wie Dominosteine kaskadenartig in Gang.

Die osteopathischen Grundsätze sehen aus der Erfahrung und Intuition heraus den Menschen als Flüssigkeits- und Energiekörper. Dieser soll wieder dahin gebracht werden, dass Selbstordnung, Regulation und Selbstheilung optimal funktionieren können.

Da jeder Mensch ein Individuum ist, kann auch jede Ursache eine individuelle Symptomatik aufzeigen. Dies macht die osteopathische Arbeit am Menschen so vielseitig und interessant.

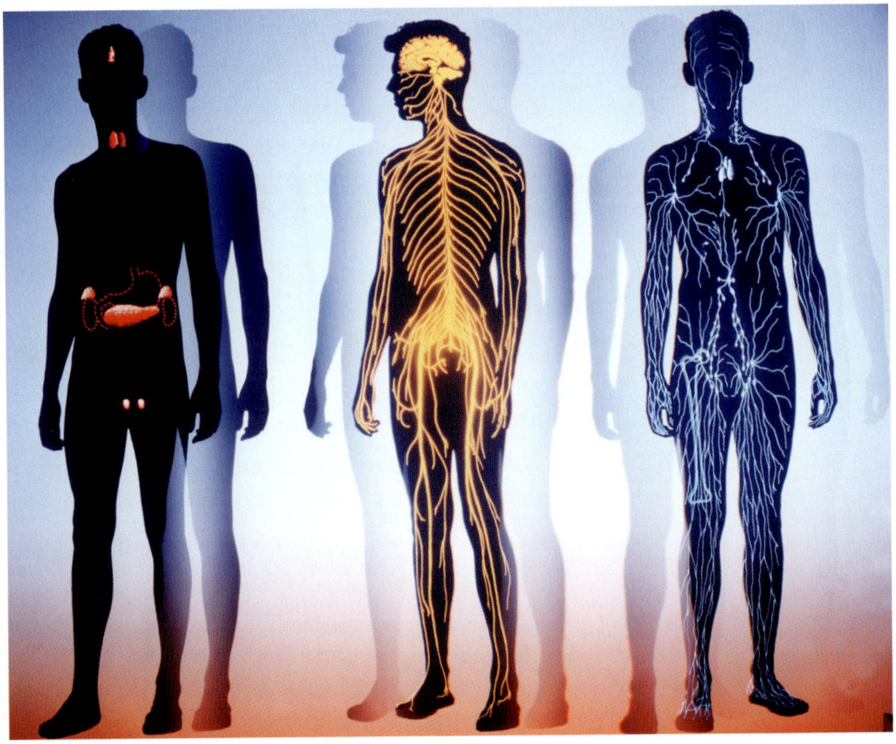

Voraussetzung für dauerhafte Freiheit von Schmerz oder anderen Beschwerden ist die Mitarbeit des Patienten. Der Patient sollte begleitend zur osteopathischen Behandlung lernen, die Grundbedürfnisse (Essen, Trinken, Bewegung, Schlaf) zu erfüllen.

Die Basis der eigenen Gesundheit wird somit stabil gehalten.

Selbstheilungskraft

Der menschliche Organismus kann viele Störungen selbst beheben, auch ohne Hilfe von außen. Dieser Zustand besteht oft lange bevor es zu einer Krankheit kommt oder auch nur das Wohlbefinden beeinträchtigt wird. Daran sind hauptsächlich der Blutkreislauf, das Lymphsystem und das Immunsystem beteiligt.

In der Osteopathie besteht das Hauptziel darin, die Selbstheilungskräfte anzuregen.

Organe, die in ihrer Funktion gestört sind, werden behandelt, um wieder ausreichend mit Blut und Nervenimpulsen versorgt zu sein. Durch ein Lösen von Überspannungsmustern am Organ selbst und seiner Umgebung wird die natürliche Beweglichkeit wiederhergestellt – so kann das Organ selbst heilen.

> ***„Der menschliche Organismus trägt in sich das Potential der Gesundheit. Wer dieses Potential erkennt und unterstützt, kann Krankheiten verhindern und heilen.“***
>
> Andrew Tailor Still

Wege zum Leben im Gleichgewicht

Das Grundprinzip, um das richtige Maß herauszufinden, ist die Aufmerksamkeit. Die Aufmerksamkeit sorgt für mehr inneren Selbstbezug, also ein Gespür dafür, was uns guttut und was nicht.

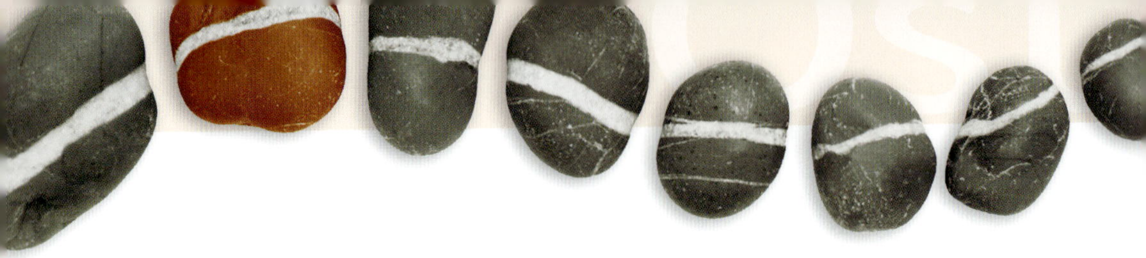

Im gestörten Zustand kommt es zu einem Fehlgehen der Erkenntnis, dabei wird das Richtige für falsch und das Falsche für richtig gehalten. Das heißt: wenn z.B. Kühlung sinnvoll ist, streben einige Menschen weiter der Erhitzung zu oder umgekehrt, z.B. nach dem Sonnenbaden wird zusätzlich noch etwas Scharfes gegessen. Das Gefühl für die natürliche Regulation ist verloren gegangen.

Oft wird es erst bemerkt, wenn eine Erkrankung entsteht. Für jeden, dessen Selbstwahrnehmung geschwächt ist, kommt sie vermeintlich überraschend, wie aus dem heiteren Himmel. Das Entscheidende ist also, dass im Zustand des Ungleichgewichts tatsächlich die richtige Wahrnehmung verloren geht.

Vollkommen gesund bedeutet:

- Die Körpergewebe sind stabil und gut entwickelt.
- Die Funktion der Stoffwechselarten ist optimal, es besteht ein Zustand der Homöostase.
- Die Abfallprodukte und deren Ausscheidung sind rechtzeitig und in bestmöglicher Quantität.
- Die Sinne sind uneingeschränkt funktionstüchtig, die Person ist glücklich und die Seele wird wahrgenommen.

Es geht also um den Zustand des Wohlseins und der Gesundheit, nicht nur die reine Abwesenheit von physischer und oder psychischer Krankheit.

Die drei Säulen der Gesundheitspflege für ein Leben im Gleichgewicht sind

- **Ernährung,**
- **Bewegung,**
- **Entspannung & Pflege.**

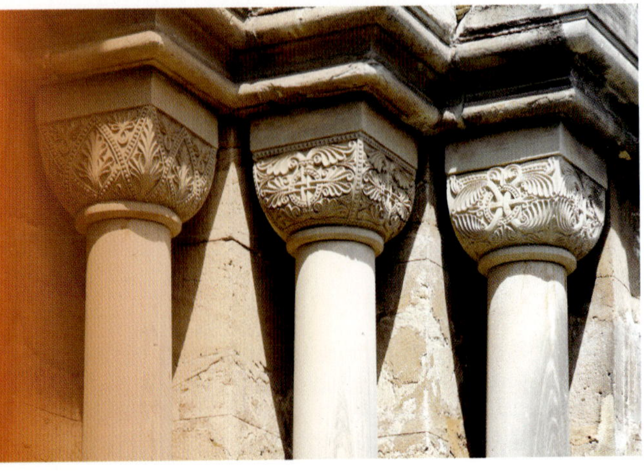

Ernährung

Gesund ist, was dem individuellen Menschen und dessen Lebensstil angepasst ist. Die Nahrungsmittel sollen Körper, Geist und Seele stärken und das Immunsystem fit halten. So kommen Stress, Müdigkeit und vorzeitige Alterungsprozesse gar nicht erst zum Zug.

Der Mensch kann mit einer erstaunlich breiten Palette von Nahrungsstoffen überleben und gedeihen. Zoologisch betrachtet ist der Mensch ein Allesfresser mit deutlicher Neigung zur Pflanzennahrung. Die Anpassungsfähigkeit des Verdauungstraktes und das erfindungsreiche Gehirn haben es dem Menschen ermöglicht, sich über den gesamten Globus auszubreiten.

Ein großer Anteil der über 5 Milliarden Menschen ernährt sich von relativ wenigen Nahrungsmitteln, zumeist aus eigenem Anbau. Nur in den reichen Ländern können Menschen Nahrungsspezialitäten aus aller Welt genießen.

Die drei Hauptbestandteile der Nahrung sind Eiweiße, Kohlenhydrate und Fette. Eiweiße werden hauptsächlich zum Körperaufbau und zur Reparatur benutzt. Kohlenhydrate unterstützen den Körperstoffwechsel und liefern hierfür den nötigen Brennstoff, Fette tun beides – sie bauen auf und heizen an.

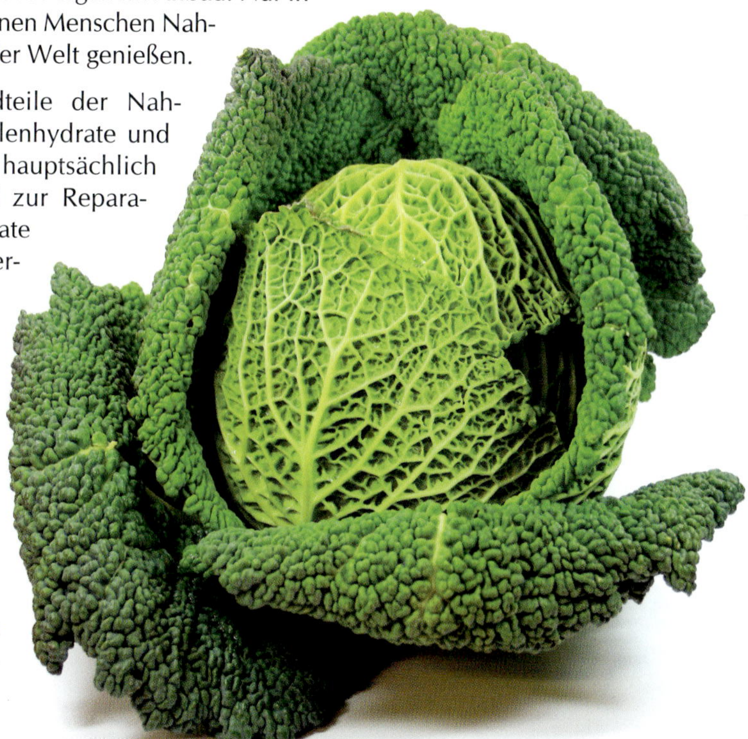

Zusätzlich braucht der Körper Vitamine und Mineralstoffe, die in allerkleinsten Mengen aufgenommen und bei vielen Körpervorgängen (z.B. Funktion von Nerven und Muskeln) benötigt werden.

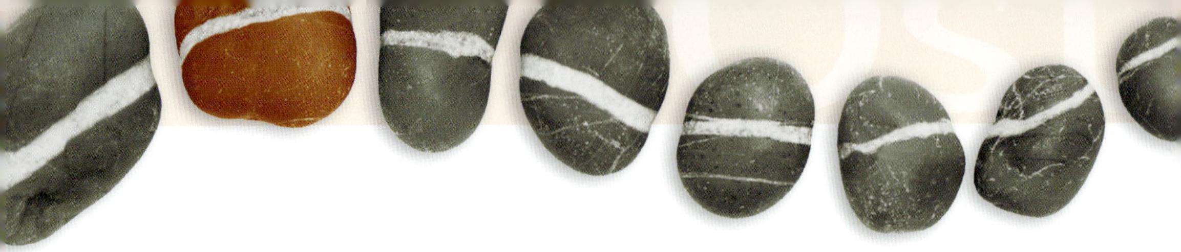

Interessant ist, dass der Körper auch Bestandteile der Nahrung braucht, die er nicht verdauen kann, wie etwa die pflanzliche Zellulose. Wenn sie fehlt, entwickeln sich häufig Darmerkrankungen.

Der letzte und wichtigste Bestandteil der Nahrung ist das Medium, mit dem alles andere abläuft, nämlich Wasser.

Eine besondere Rolle bei der Ernährung spielen die Nieren. Die Nieren eines Erwachsenen werden täglich (24 h) von ca. 1.700 Litern Blut durchströmt. In den etwa 2,5 Millionen Nierenkörperchen werden in der Minute 120 Milliliter eines Primärharns aus dem Blutplasma filtriert. Davon werden durch das System der Nierenröhrchen mehr als 99 % zurückresorbiert, so dass lediglich ca. 1,5 Liter Urin pro Tag den Körper verlassen. Dabei spielt es natürlich eine Rolle, was und wie viel wir essen und trinken, ob wir schwitzen und körperlich arbeiten.

Unsere Lebensführung ist selten so regelmäßig, wie es dem Körper gut täte. Es gibt Tage, da essen wir mehr, und dann gibt es Tage, da essen wir wenig oder gar nicht.

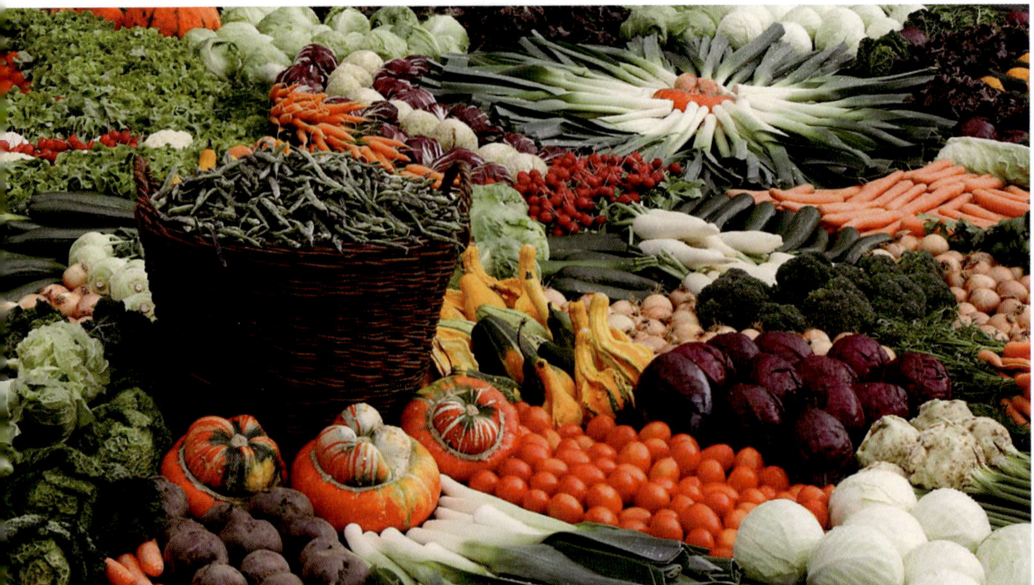

Auch die körperliche Belastung schwankt, mal belasten wir den Körper sehr, dann wiederum kaum – so kommen wir nur manchmal ins Schwitzen.

Die Nieren gleichen mit Hilfe des Blutes und der übrigen Körperflüssigkeiten diese Schwankungen aus.

Körperzellen verkraften von sich aus keine größeren Wechsel, sie sind sehr empfindlich. Innerhalb der Gewebegruppe erfüllen sie ihre Funktion. Grundparameter wie die Kontrolle ihrer Betriebstemperatur oder andere chemische Veränderungen ihrer unmittelbaren Umgebung können sie nicht beeinflussen.

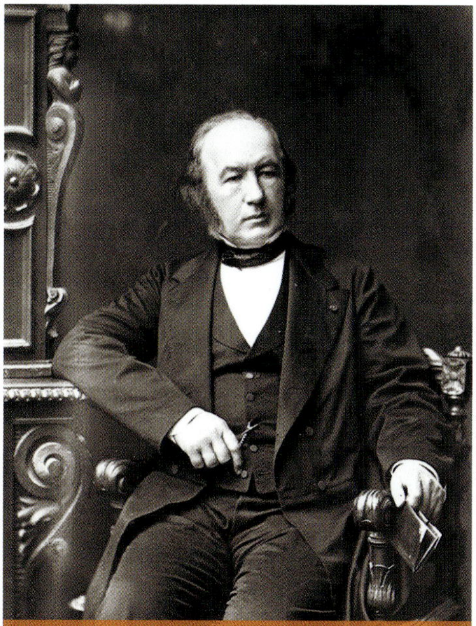
Claude Bernard

Claude Bernard (1813–1878), ein französischer Physiologe, erkannte als erster die Bedeutung des Gleichgewichts aktiver Kräfte innerhalb des Körpers. Er prägte den Begriff *Milieu interne*. Das Aufrechterhalten dieses inneren Milieus ist für den gesamten Organismus lebensnotwendig.

Zellräume sind nicht in sich abgeschlossene Kammern, sondern stehen im ständigen Austausch mit dem extrazellulären Flüssigkeitsraum. Die hohe Empfindlichkeit dieser Zellen verlangt, dass die Konzentration von Salzen, Säuren und Basen im umgebenen Medium stets in konstanten Grenzen gehalten wird.

Die Nieren sind Wächter dieser Konstante!

Somit werden der Wert einer regelmäßigen Ernährung und das ausgewogene Verhältnis der Anteile einer Mahlzeit von Eiweiß und Kohlenhydraten deutlich.

Fett sollten innerhalb der Mahlzeit etwas zurückhaltender dosiert werden. Unsere Verdauungsfähigkeit ist auf der körperlichen Ebene der Schlüssel zu allen physiologischen Prozessen, vom Zellstoffwechsel bis zur Wahrnehmung im Gehirn.

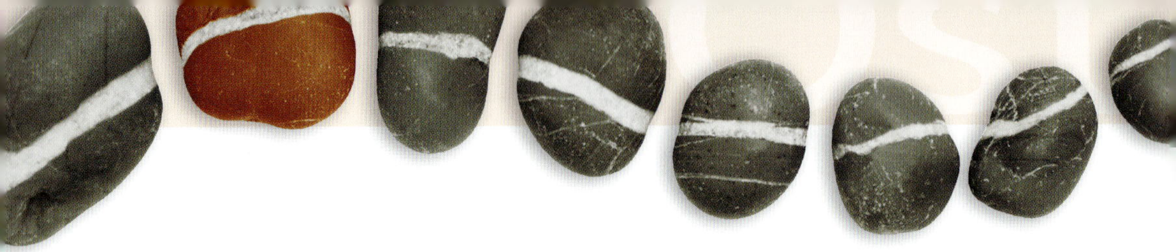

Wird die Verdauungskraft beständig erhalten, so ist die Gesundheit garantiert, denn Nahrung wird angemessen verdaut, die Körperzellen und Abfallstoffe bilden sich normal und die nötige Energie wird erzeugt, um alle Krankheitserreger, die von außen kommen können, abzuwehren.

Gerade mit der richtigen Auswahl der Nahrung kann die Gesundheit gezielt gestärkt werden. Im Krankheitsfall kann der Heilungsprozess positiv beeinflusst werden. Aus diesem Grunde wird der Ernährungslehre sowohl im präventiven als auch im therapeutischen Bereich ein wesentlicher Stellenwert beigemessen.

Es gilt dabei aber einige Dinge zu beachten:

- Verwende möglichst keine Konserven oder Nahrungsmittel mit Konservierungsmitteln, Farbstoffen und künstlichen Aromen.
- Bereite deine Speisen möglichst frisch zu und unmittelbar, bevor du sie isst. Vermeide aufgewärmtes, stehen gelassenes oder verdorbenes Essen.
- Nur lebendige Nahrung kann lebendige Körperzellen schaffen.
- Frühstücke morgens leicht.
- Trinke zwischen den Mahlzeiten zur Entgiftung und Stärkung der Verdauungskraft regelmäßig heißes Wasser (bis zu einer halben Stunde vor und erst eineinhalb Stunden nach dem Essen).
- Die Hauptmahlzeit sollte das Mittagessen sein. Warmes Essen sollte immer etwas Fett enthalten und gut gewürzt werden, um die Verdauungskraft zu stärken.
- Esse nicht mehr als zwei- bis dreimal in der Woche Fleisch, bevorzuge dabei leicht verdauliche Sorten wie Geflügel, Fisch, Lamm und Wild.
- Esse nur bei Hunger und beachte dabei den natürlichen Sättigungsgrad (ein verbleibendes leichtes Hungergefühl).
- Nimm Zwischenmahlzeiten nur bei deutlichem Hunger ein. Frisches, sonnengereiftes Obst ist ideal für zwischendurch.
- Mische Milch nicht mit Salz, Gemüse und frischen Früchten, da die Milch dadurch gerinnt und schwer verdauliche Komplexe bildet. Milch passt jedoch zu Getreide, Trockenfrüchten, Nüssen, Süßmitteln und Gewürzen.
- Meide abends Fleisch, Fisch und alle Sauermilchprodukte (Käse, Yoghurt etc.), denn sie werden vor dem Schlafengehen nicht mehr vollständig verdaut und erzeugen dadurch Stoffwechselrückstände.

- Suppen und leicht verdauliche warme, vegetarische Gerichte sind als Abendmahlzeit gut geeignet.
- Nimm das Abendessen nicht später als zwischen 18 und 19 Uhr zu dir und esse danach nichts mehr.

Du kannst deine Verdauungskapazität durch folgende Merkmale überprüfen: Wenn dein Appetit normal und nicht übermäßig ist, deine Verdauung und Ausscheidung glatt und regulär verläuft, wenn vor allem dein Atem angenehm und die Zunge nicht belegt ist, dann funktioniert dein Verdauungssystem optimal.

Bewegung ist Ausdruck von Lebenskraft

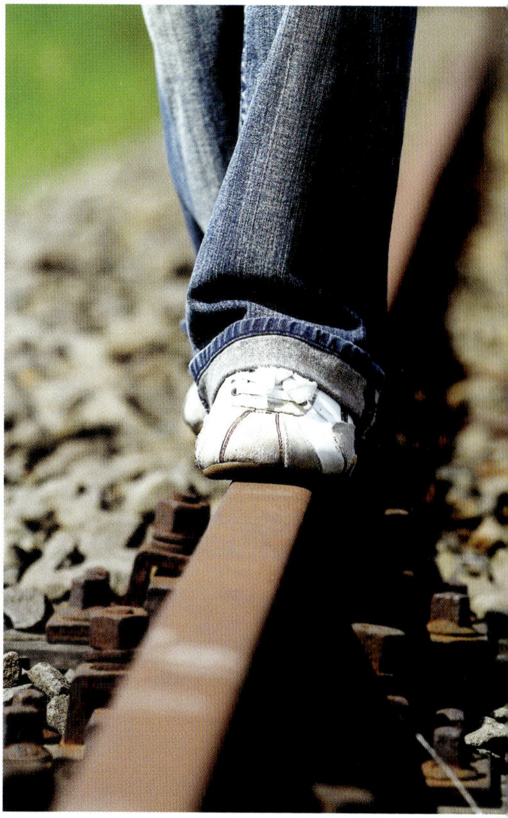

Ein- oder zweimal pro Woche ins Fitnesscenter oder zum Yoga zu gehen, ist vielleicht löblich, aber nicht der Weg, den wir hier empfehlen. Der Körper braucht nämlich täglich etwas Bewegung, und vor allem Gegenbewegungen zu einseitigen Haltungen. Wer sich morgens Zeit zum Strecken nimmt und sich zwischendurch am Arbeitsplatz dehnt und beugt, hat auch nach der Arbeit noch Energie für echten Freizeitspaß. Nicht nur unser Bewegungsapparat profitiert davon, sondern auch unsere Verdauung und unser Kopf. Wenn Energie ungehindert durch den Körper fließen kann, fließen auch die Gedanken. Geistiger Energiestau führt zu Kopfschmerzen, Schlaflosigkeit und Aggressionen.

Doch für anstrengende und zeitintensive Übungen finden wir im stressigen Alltag meist keinen Platz. Sie sind auch gar nicht notwendig. Wenn wir kurze Übungsfolgen über den Tag verteilen, erzielen wir ebenfalls ein gutes Ergebnis. Diese einfachen kleinen

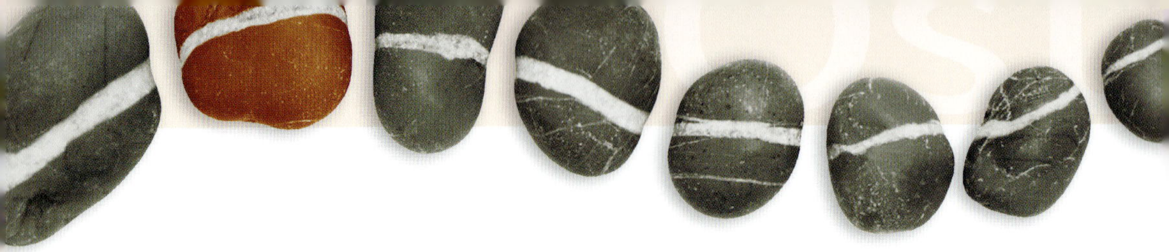

Programme halten Körper und Geist im Gleichgewicht – wir müssen sie aber täglich anwenden.

Führende Sportphysiologen empfehlen, die Herzfrequenz dreimal pro Woche dreißig Minuten auf 120 zu halten – das genügt! Gerade in dieser Zeitspanne eignen sich Aktivitäten im Freien, zum Beispiel Yoga in der Natur, Breath Walk oder Nordic Walking. Ein regelmäßiges leichtes Training wirkt wie ein Jungbrunnen für den ganzen Körper, setzt zellschädigende freie Radikale außer Gefecht und macht Sie fit statt fertig!

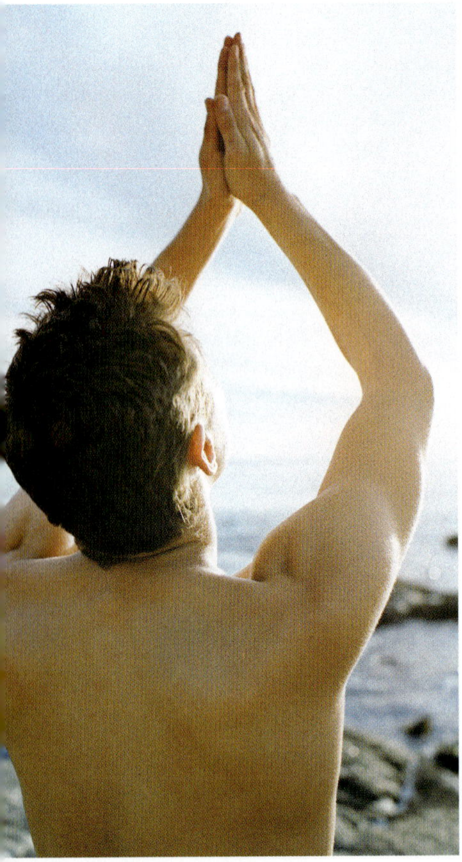

Du kannst gleichzeitig leistungsfähig, motiviert, erfolgreich und gesund sein – trotz Stress.

Es geht nicht darum, Stress zu vermeiden, sondern vielmehr um das Lernen, die richtige Stressbalance zu finden und den Stress als positiven Antrieb, Partner, vielleicht sogar als Freund zu nutzen.

Heilende Bewegung bedeutet,

- einfach handeln, den natürlichen Instinkten folgen,
- zu fühlen, wie sich ruhig oder dynamisch, völlig zwanglos etwas in uns entwickelt,
- kraftvoll und vollkommen lebendig.

Dazu bedarf es nur einfacher Bewegungen, nach denen jede/r instinktiv gesucht hat. Wenn diese Bewegungen – die eigenen Bewegungen – öfter wiederholt werden, dann kann die Kraft des Körpers, die so lange von beengenden Aktivitäten erstickt wurde, entdeckt bzw. wiederentdeckt werden.

Du spürst, wie dein Körper „auflebt“, anstatt ihn „zu ertragen“.

Heilende Bewegungen sind ähnlich zu verwenden wie die Gewürze in einer guten Küche, es ist alles eine Frage der individuellen Dosierung.

Bewegung wird allerdings häufig mit den Attributen Anstrengung, Schmerzen und/oder vorübergehende Freude versehen. „Wo ein Wille ist, da ist auch ein Weg“, sagt die Volksweisheit, und viele meinen nun, dass sie an der Reihe sind, Höchstleistungen erbringen zu müssen. Nach dem Motto: Tut es weh, dann ist es ein gutes Zeichen.

Wir reden uns ein, genau so auf dem richtigen Weg zu sein. Aber gibt es nicht auch noch einen anderen? Anstrengungen und Schmerzen sind nicht immer von Erfolg gekrönt. Es entstehen Zweifel, darauf folgen Bitterkeit, Ergebenheit, Niedergeschlagenheit und manchmal Depressionen.

Und es wächst die Sehnsucht nach Ruhe, Geborgenheit und Wohlbefinden. Aber nur Entspannung und Wohlbefinden durch zuträgliche Bewegungsformen führen sicher zu einem seelischen Gleichgewicht, zu innerer Sicherheit und Selbstvertrauen.

Beginne neu und lehre deinen Körper wieder Bewegungen und jene Spiele, die Vergnügen bereiten und entspannen. Finde die richtige Dosierung der Anstrengungen wieder. Ohne Verkrampfungen und Schmerzen. Auch dein Geist wird sich bedanken, war er doch so lange physischen Zwängen unterworfen!

Jeder und jede Betroffene muss Gewohnheiten, Gegebenheiten, Haltungen überdenken und zu ändern bereit sein.

Ein weiser Mann wurde einmal gefragt, warum er trotz seiner vielen Beschäftigungen immer so unheimlich viel Ruhe ausstrahlen könne. Und er antwortete:

„Wenn ich schlafe, dann schlafe ich.
Wenn ich aufstehe, dann stehe ich auf.
Wenn ich gehe, dann gehe ich.
Wenn ich esse, dann esse ich.
Wenn ich arbeite, dann arbeite ich.
Wenn ich höre, dann höre ich.
Und wenn ich spreche, dann spreche ich!“

Der Fragende fiel ihm ins Wort und sagte: *„Ja ja, das tue ich auch! Aber was tust du darüber hinaus?“*

Und der Mann sagte:

„Oh nein!

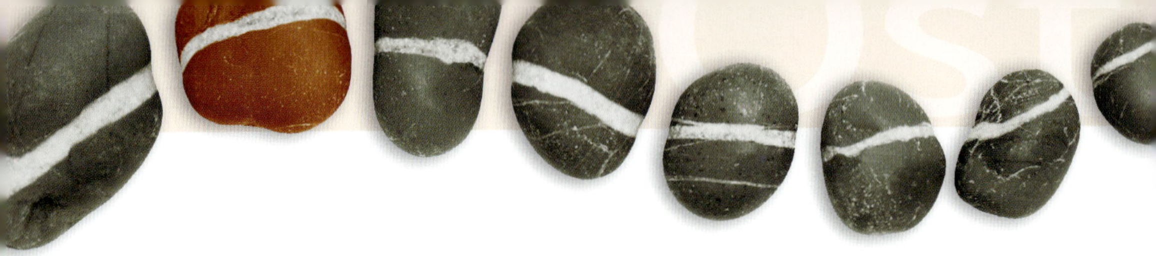

Wenn du schläfst, dann stehst du schon auf.
Wenn du aufstehst, dann gehst du schon.
Wenn du gehst, dann isst du dabei.
Wenn du isst, dann arbeitest du.
Wenn du arbeitest, ist dein Ohr auch woanders
und wenn du zuhörst, dann sprichst du schon...!"

Lasst uns die Dinge, die wir lassen, zu 100 % lassen, auch wenn es manchmal so schwer fällt!

Lasst uns die Dinge, die wir tun, zu 100 % tun und genießen!

Übungen und Konzepte müssen nicht kompliziert sein, um ihre Wirkung zu entfalten. Im Gegenteil, je einfacher die Übung, desto tiefgreifender die Wirkung, da das Wesentliche seiner Natur nach immer einfach ist.

Es gilt sich zu öffnen für neue Gedanken, Sichtweisen und Situationen. Anzunehmen ohne zu bewerten. Es gibt kein „richtig" oder „falsch", es ist viel mehr! Gesundheitspflege heißt, einen liebevolleren Umgang mit sich selbst und seiner Umwelt zu leben.

Entspannen und pflegen

Wie wir eine Situation einschätzen, bestimmt darüber, wie wir auf sie reagieren. Wenn sie uns voller Stress erscheint, treten andere Vorgänge im Körper in Kraft, als wenn wir neutral und positiv dieser Situation gegenüber stehen. Die Stresssymptome, wie zum Beispiel der Anstieg des Blutdruckes, Nervenspannung, Muskelverkrampfungen und Zittrigkeit, stehen außerhalb unserer bewussten Kontrolle.

Durch Entspannung über das geeignete Verfahren (PMR, AT, Yoga) können wir auf Dauer etwas an unserer Einschätzung von Situationen nachhaltig ändern. Situationen können anders verstanden und mit einer weiteren Perspektive betrachtet werden. Dadurch werden ehemals vermeintlich stressige Situationen von einer vertrauensvolleren Grundeinstellung erlebt.

Um uns vor zu viel Stress zu schützen, geht es darum, frei von starren Meinungen und von Vorurteilen zu sein. Das bedeutet, wir lernen jede Situation neu wahrzunehmen und zu beobachten, ohne vorhandene Einbildungen (Prägungen aus der Erinnerung, aus Erlebnissen), Ängste und Erwartungen, die in unserem Kopf sind, „darüberzustülpen". Denn je mehr Identifizierung, desto mehr Anspannung tritt ein.

Wie hier beschrieben, kann man an Stress durch eine geänderte Sicht und Einschätzung der Dinge etwas ändern. Doch auch das Unterbewusstsein ist hier im Spiel, das lässt sich allein durch Denken und intellektuelles Verstehen nur wenig beeindrucken. Durch gezieltes und wiederholtes positives Handeln auf der bewussten Ebene kann jedoch das Unterbewusstsein sehr gut beeinflusst werden. Daher ist auf dem Weg zu einer stressfreieren Lebensweise der ganze denkende, fühlende und handelnde Mensch gefragt.

Zu den bereits erwähnten gezielt positiven Handlungen gehört alles, was unseren Lebensalltag so ausmacht. Dazu zählen die Berufsarbeit, Hausarbeit, menschliche Beziehungen und die Gesunderhaltung als tägliche Aufgabe. Im Mittelpunkt steht das menschliche Wohlbefinden.

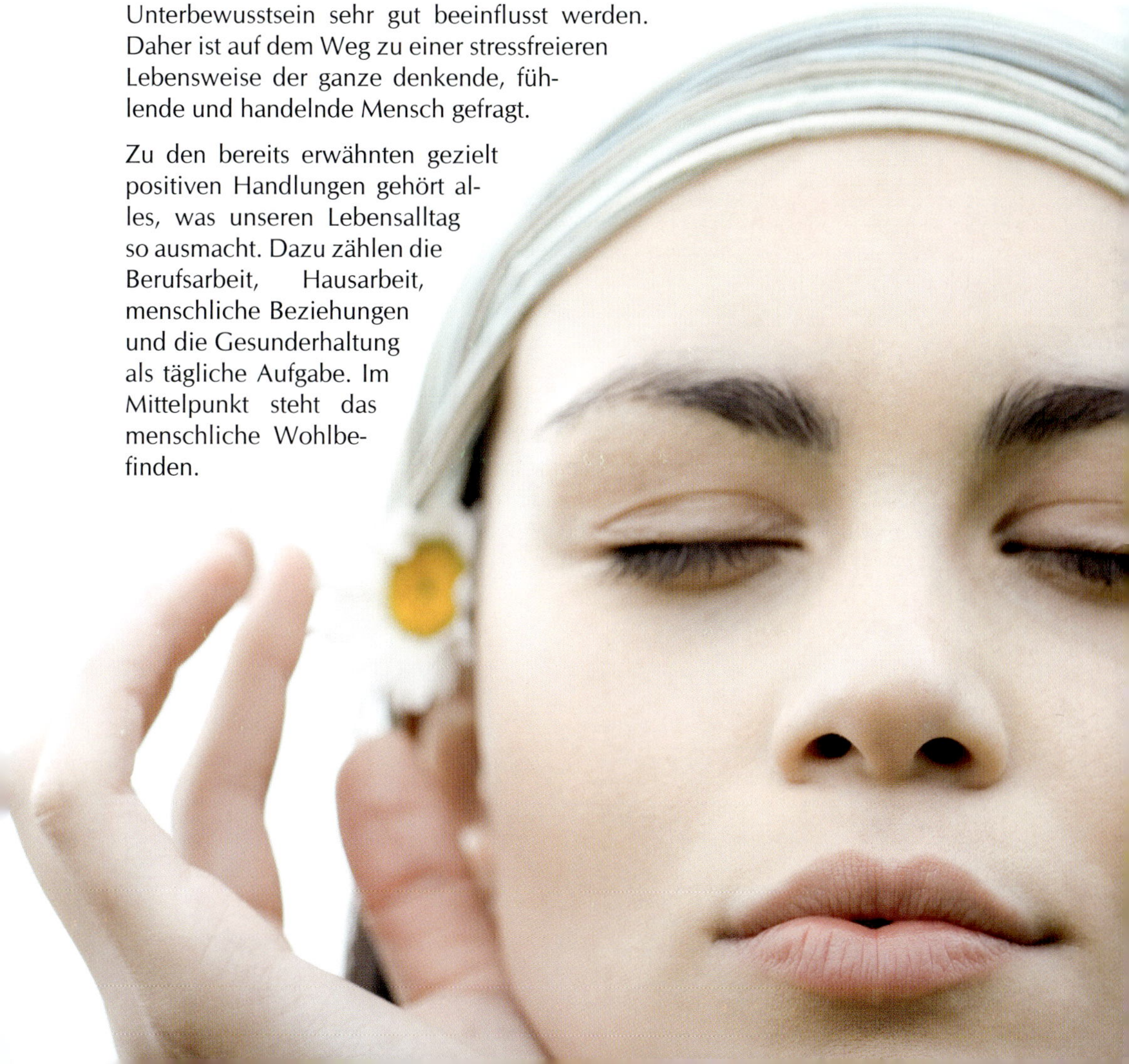

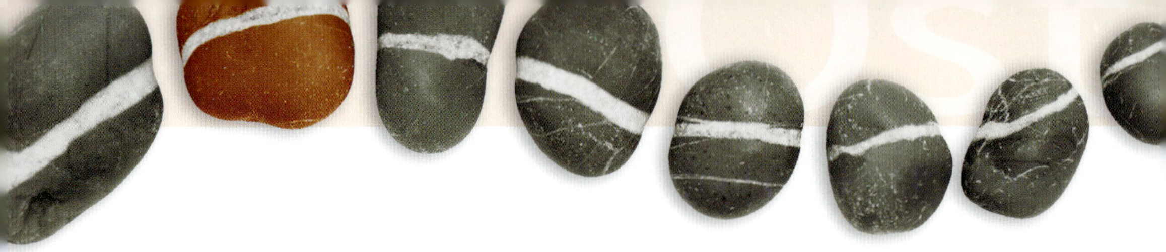

Dazu einige Anregungen:

Körperertüchtigung wird höchstens bis 20 Uhr empfohlen, denn anregende oder erhitzende Aktivitäten gehören nicht in die Abendstunden! Es sei denn, es handelt sich um beruhigende, entspannende Übungen, die helfen, die Aggressionen und den Stress des Tages abzubauen und die Raserei im Kopf zur Ruhe zu bringen. Es ist Zeit für Pflege und Entspannung.

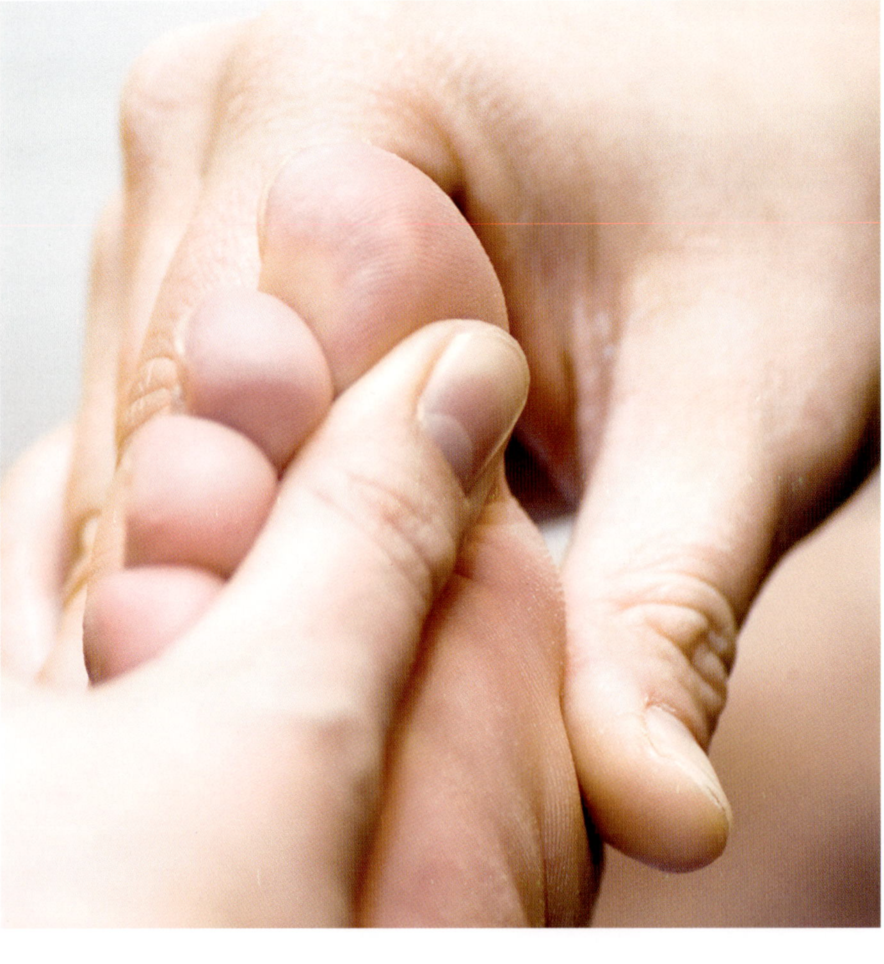

Die Unfähigkeit, Schlaf zu finden oder auch tief zu schlafen, kann vorübergehend, aber auch chronisch auftreten. Von Schlaflosigkeit betroffen ist fast die Hälfte aller Erwachsenen, und bei ca. 10 bis 15 % dauert sie sogar länger als sechs Wochen an.

Um einen geruhsamen Schlaf zu finden, greifen viele zu Hilfsmitteln, wie Schlaftabletten. Leider haben diese aber manchmal unerwünschte Nebenwirkungen, und vor allem helfen sie nicht auf Dauer. Stoppt man die Einnahme, kehrt die Schlaflosigkeit zurück. Tiefer liegende Ursachen wie Unruhe, Erschöpfung und Stress können die Pillen nicht beseitigen.

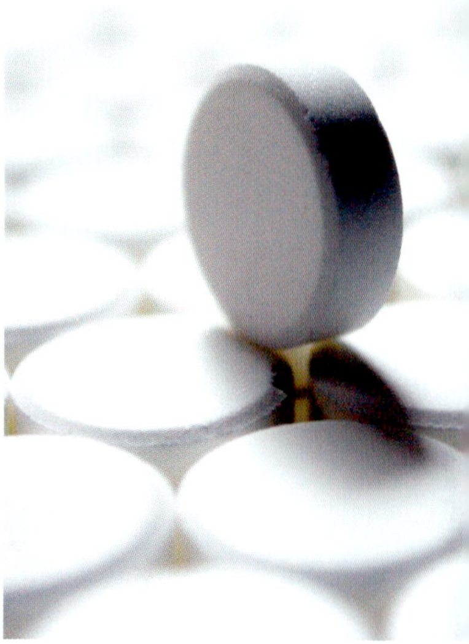

Mit einer simplen und erholsamen abendlichen Routine lässt sich gezielt der Schlaflosigkeit entkommen. Schnelles und leichtes Einschlafen können Sie auch durch ein Abendritual unterstützen.

Hier einige Beispiele:

- Das Hören entspannender Musik,
- tiefes und bewusstes Atmen, um den Herzschlag zu beruhigen,
- eine entspannende Massage

helfen zur Ruhe zu kommen und einen besseren Schlaf zu finden.

Ihr Körper merkt sich das und bereitet sich auf den Schlaf vor.

Ab 21.30 Uhr empfiehlt es sich, ins Bett zu gehen, diese Uhrzeit unterstützt das Einschlafen.

Auch ein sinnvolles Abendritual, Selbstmassage oder das Verwöhnen der eigenen Füße gehören zu den wichtigsten „Stressless"-Techniken und wirken sehr beruhigend und ausgleichend. In unseren Füßen befinden sich viele spezielle Vitalpunkte und Reflexzonen.

Verwenden Sie zur Massage ein warmes Öl, hier am besten Sesamöl (wärmende Wirkung). Massieren Sie ganz entspannt Ihre Füße, Knöchel und Waden. Sie benötigen hierzu keine spezielle Technik, lassen Sie sich einfach von Ihrem Gefühl leiten. Anschließend reiben Sie die Füße mit einem trockenen Tuch ab oder ziehen eine Socke darüber, dann genießen Sie die Ruhe.

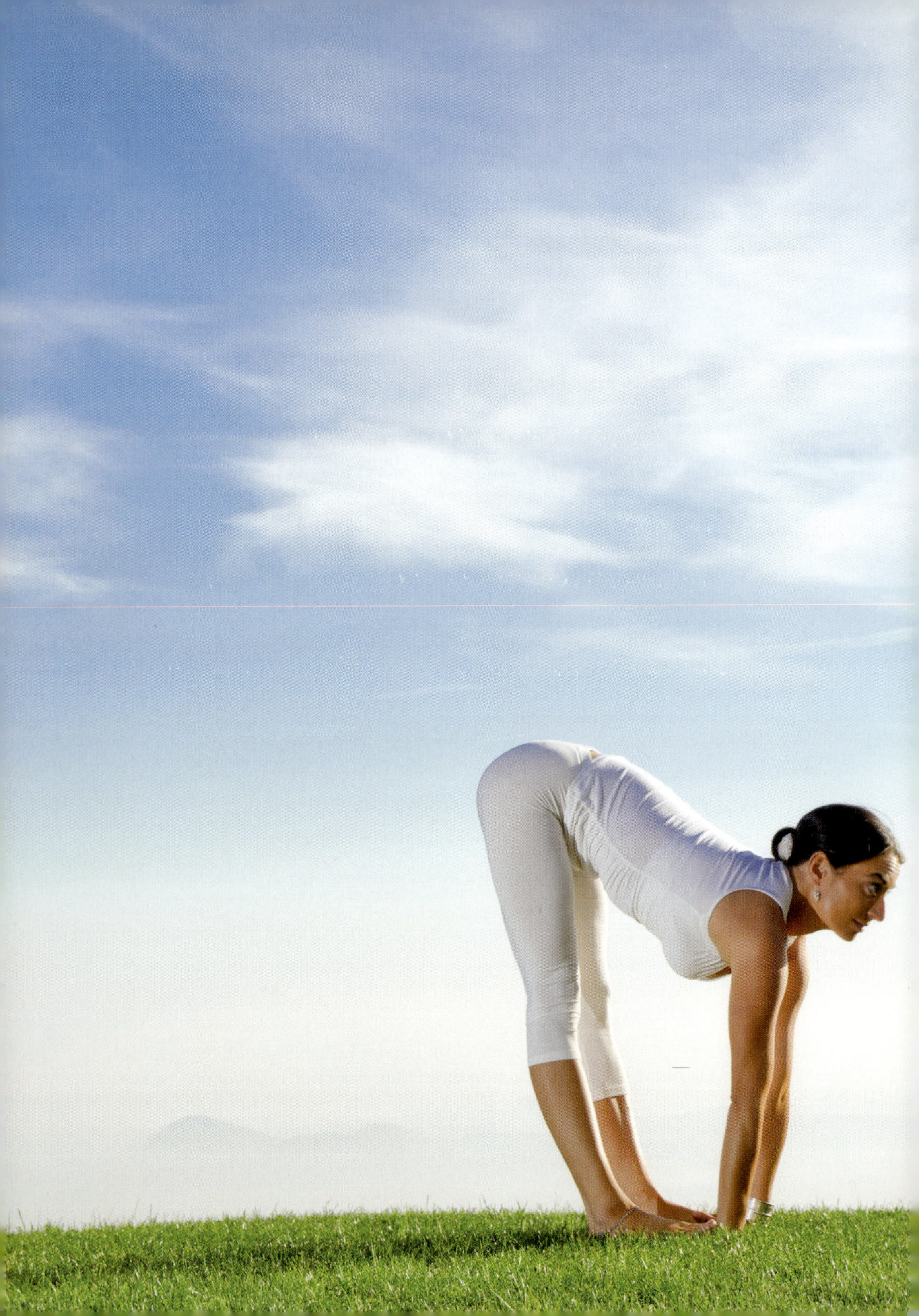

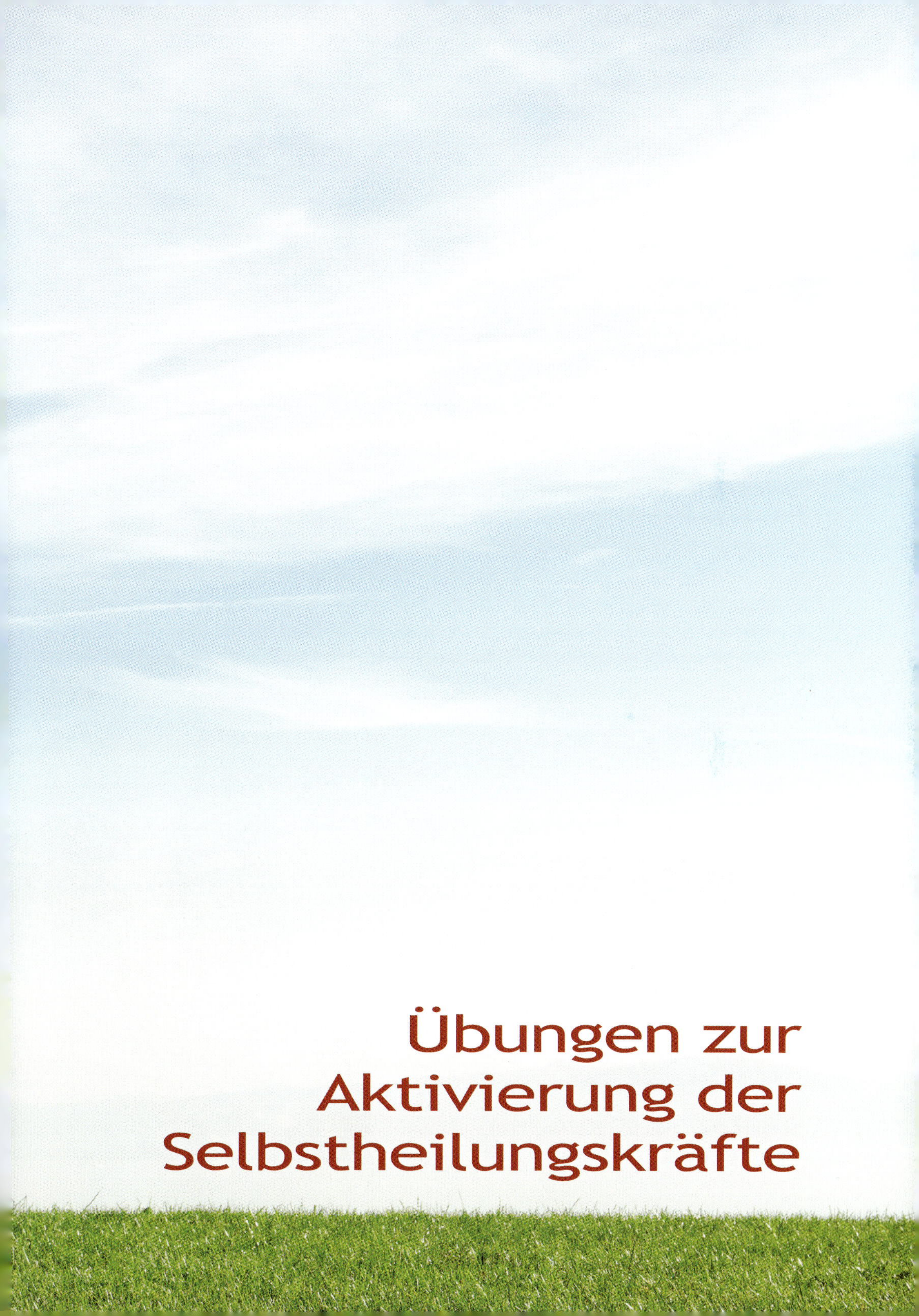

Übungen zur Aktivierung der Selbstheilungskräfte

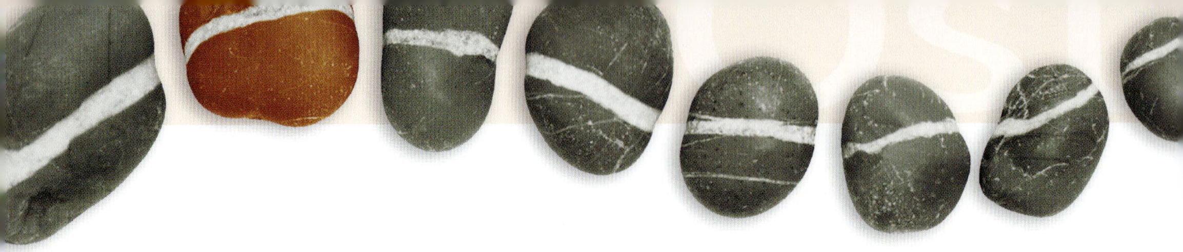

Übungen zur Aktivierung der Selbstheilungskräfte

Übungen als gesundheitserhaltendes und gesundheitsförderndes Mittel haben eine jahrtausendalte Tradition und werden in vielen Heilverfahren angewandt.

Ungünstig ausgestattete Arbeitsplätze, Fehlhaltungen und Bewegungsmangel über einen längeren Zeitraum begünstigen Schmerzen und Verspannungen. Einfache Maßnahmen helfen.

Vorweg ein praktischer Lösungsansatz: Wenn Sie z.B. am Schreibtisch sitzen und gestresst sind, stehen Sie auf, nehmen Sie sich einen Stuhl und setzen sich gegenüber Ihres Arbeitsplatzes, schauen Sie Ihren Arbeitsplatz an und versuchen Sie so, eine andere Perspektive zu bekommen. Haben Sie Mitgefühl für die Person, die normalerweise dort an diesem Tisch sitzt, und versuchen Sie durch diesen Perspektivwechsel Lösungen für Ihren Stress zu finden.

Dann können Sie aktiv werden.

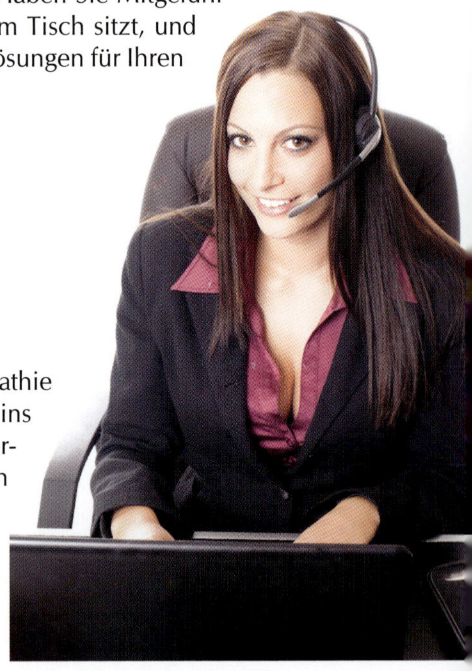

Sechs Übungen für den Büroarbeitsplatz

Hier werden einige Übungen aus der Osteopathie vorgestellt, mit denen Sie Ihren Körper wieder ins Gleichgewicht bringen können. Täglich eine Viertelstunde üben reicht, um einseitige Belastungen zu lindern.

Rückenschmerzen?! Das können Sie ändern! Mit diesen sechs Übungen für den Büroarbeitsplatz können Sie Tag für Tag Rückenschmerzen vorbeugen. Die Übungen sind stärkend, erfrischend und entspannend zugleich. Sie zielen im Sinne der osteopathischen Philosophie darauf ab, die Eigenregulationskräfte Ihres Körpers anzuregen.

Tipps zur Durchführung:

- **Wie überall im Leben, ist die regelmäßige Ausführung unumgänglich, um einen tiefgreifenden Effekt zu erzielen.**
- **Achten Sie immer auf eine regelmäßige, ruhige Atmung.**
- **Gehen Sie bei der Durchführung nie über die Schmerzgrenze hinaus!**

Die Übungen sind präventiv und rehabilitativ ausgerichtet, für die zwei Kernbedürfnisse des berufstätigen Menschen nach mehr Energie (um alles zu bewältigen) und mehr Ruhe (um sich nicht ständig verrückt zu machen).

Wie kann ich konzentriert und motiviert mein Tageswerk schaffen? Jeden Tag strömen eine Unmenge an Reizen und Informationen zu uns, und da ist es wichtiger denn je, diese in richtige Bahnen lenken zu können. Eine gute Möglichkeit ist die Bewegung.

Atemweite – sanftes Lösen innerer Blockaden

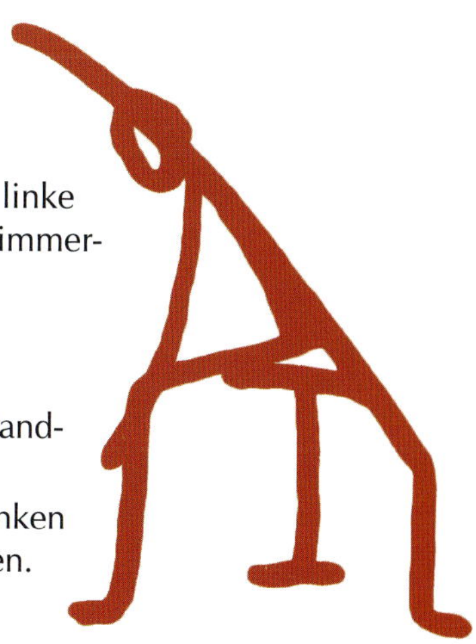

Setzen Sie sich auf das vordere Drittel des Bürostuhles.
Die Beine sind weit geöffnet, die Füße nach außen gedreht.
Die Arme werden seitlich in Schulterhöhe ausgestreckt, der linke Arm wird weit über den Kopf aus der Schulter in Richtung Zimmerdecke gedehnt.
Die Handfläche ist einwärts gedreht.
Der Oberkörper wird nach rechts geneigt.
Der rechte Unterarm wird vor die rechte Wade geführt, die Handfläche zeigt nach vorn.
5 bis 7 Atemzüge halten, dann bewusst einatmen über den linken Arm wieder weit nach oben dehnen und achtsam herausgehen.
Seitenwechsel.

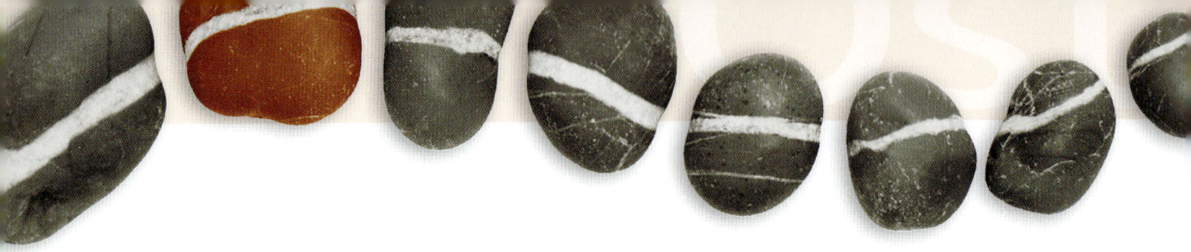

Entspannung für den unteren Rücken

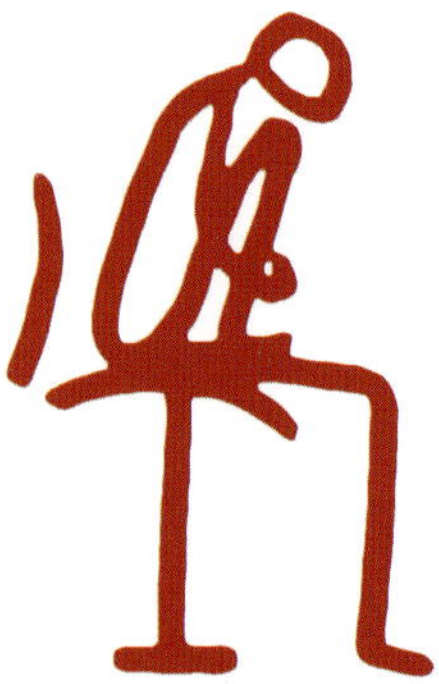

Setzen Sie sich auf das vordere Drittel des Bürostuhles.

Das rechte Bein anwinkeln.

Die rechte Ferse auf die Stuhlkante bringen, das rechte Bein umarmen.

Die Stirn auf das Knie auflegen.

Der Oberkörper wird rund – der Atem verbindet einatmend gedanklich die Steißbeinspitze mit dem Kopfscheitel und ausatmend den Scheitel mit der Steißbeinspitze.

5 bis 7 Atemzüge in dieser Position verweilen, dann herausgehen.

Seitenwechsel.

Über sich hinauswachsen

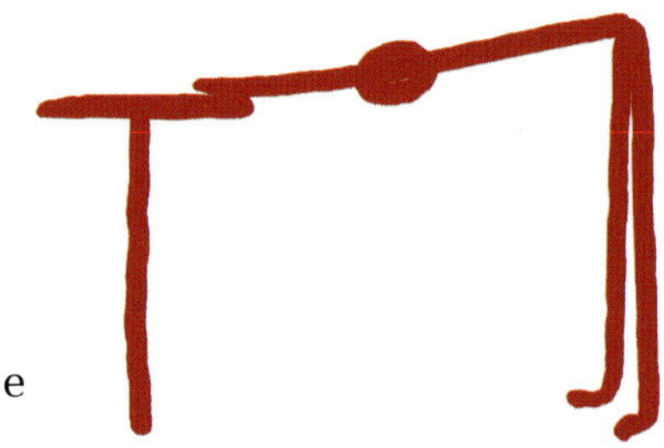

Stand vor dem Tisch, beide Handflächen ruhen auf der Tischplatte.

Die Finger zeigen nach vorn.

Der Kopf wird in Verlängerung der Wirbelsäule zwischen den Armen gehalten.

In ganzer Oberkörperlänge vom Tisch Abstand nehmen – bis der gesamte Rumpf und die Arme eine Linie ergeben.

Das Becken wird aktiv nach hinten gezogen – die Wirbelsäule wird lang, der Rücken entlastet.

5 bis 7 Atemzüge halten, dann die Position achtsam verlassen.

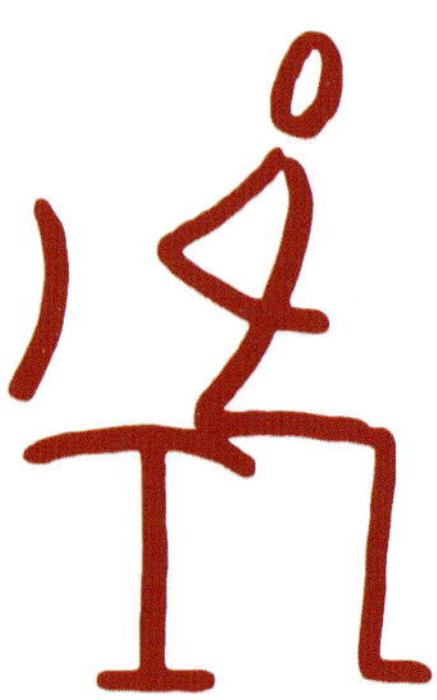

Brustöffner

Setzen Sie sich auf das vordere Drittel des Bürostuhles.

Die Beine sind rechtwinklig und hüftbreit auf dem Boden aufgestellt.

Die Ellenbogen sind dicht an den Oberkörper geschmiegt.

Die Unterarme werden parallel zum Boden gehalten.

Die Handflächen zeigen nach oben zur Zimmerdecke.

Das Brustbein wird nach aktiv nach vorn geschoben.

Die Ellenbögen zurückgezogen.
Die Schultern sind tief, der Blick geht nach vorn oben.
5 bis 7 Atemzüge halten, dann herausgehen.

Bauchstraffung

Auf dem vorderen Teil des Stuhles sitzen.
Die Beine sind hüftbreit auf dem Boden aufgestellt.
Den Oberkörper zurücklehnen, dabei das rechte Bein angewinkelt anheben.
Die Zehen sind herangezogen.
Die Arme in Brusthöhe nach vorn ausgestreckt, mit den Handflächen zueinander.
Der Oberkörper wird aufgerichtet.
5 bis 7 Atemzüge halten, dann herausgehen.
Seitenwechsel.

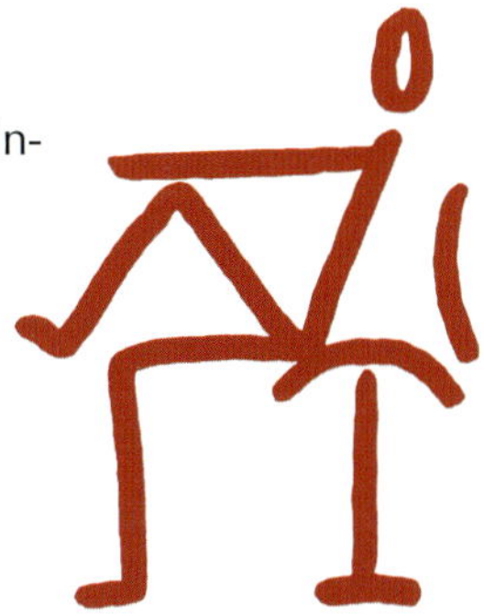

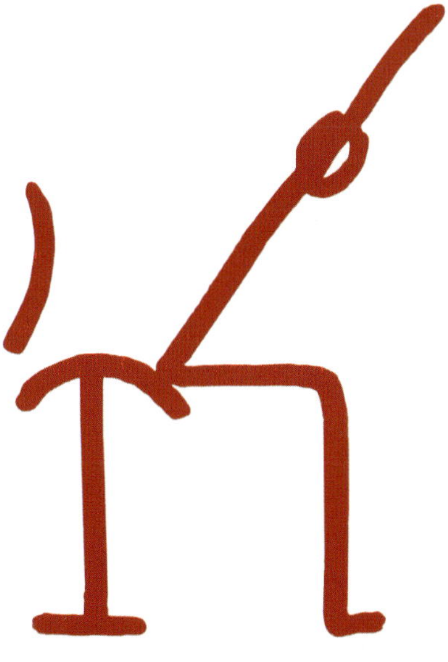

Kraftvolle Haltung

Auf dem vorderen Teil des Stuhles sitzen.
Die Knie genau über den Füßen ausrichten, etwa hüftbreit geöffnet und fest aufgestellt.
Die Arme werden vor dem Herzen aneinandergelegt und dann über dem Kopf nach oben gestreckt.
Der Kopf ist in Verlängerung der Wirbelsäule eingestellt (die Ohren sind zwischen den Oberarmen gehalten).
Die Schultern sind tief zurückgenommen.
Der Rücken wird aktiv gestreckt und mit der Ausatmung leicht nach vorn gebeugt.
Der Blick geht nach vorn.
5 bis 7 Atemzüge halten, dann achtsam herausgehen.

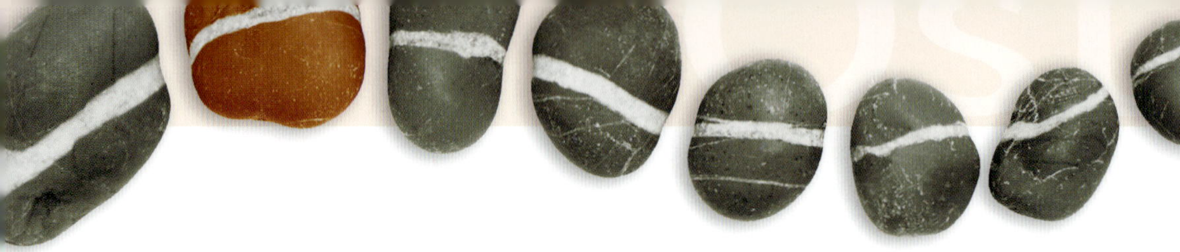

Dieses persönliche Trainingsprogramm am Arbeitsplatz hilft dabei, dem Stress mit Ruhe zu begegnen, Verspannungen vorzubeugen und einseitige Körperhaltungen auszugleichen. Gleichzeitig kann ein Ausgleich für den Arbeitstag geschaffen werden, um kommenden Aufgaben und Pflichten mit einer inneren Haltung der Neugierde und Gelassenheit zu begegnen.

Der Vorteil liegt in der Anwendbarkeit der Übungen – sie können mit normaler Kleidung am Schreibtisch oder mit einem Stuhl direkt am Arbeitsplatz Ihre Gesundheit unterstützen. So kann selbstbewusst und kraftvoll, trübe Gedanken und Müdigkeit vertreibend, die Zirkulation des Körpers optimal unterstützt werden.

Ziel ist es, das Bewusstsein für die eigene Gesundheit nachhaltig zu bestärken. Bewegung und Atmung setzen gezielt am Zirkulationskreislauf des Menschen an. Zum Beispiel leiten die Venen das mit Abfallprodukten aus dem Stoffwechsel angereicherte, sauerstoffarme Blut zurück zum Herzen. Von dort wird das Blut in die Organe geleitet, die es reinigen. Das sind beim erwachsenen Menschen jeden Tag zirka 7.000 Liter Blut!

An den Beinen unterscheidet man drei Venensysteme:

- die tiefen Beinvenen,
- die oberflächlichen Beinvenen,
- die Perforansvenen.

90 Prozent des Blutes, das von den Füßen zum Herzen zurückfließt, wird über die tiefen Beinvenen geleitet. Das oberflächliche Beinvenensystem sammelt die restlichen 10 Prozent des venösen Rückstromes aus den Beinen. Die Perforansvenen sind Venen, die die oberflächlichen (außerhalb des Muskels) und die tiefen Beinvenen (innerhalb des Muskels) miteinander verbinden.

Hier setzen die aktiven Bewegungen wirkungsvoll an.

Übungen für die Füße

Mit beiden Beinen stehen wir im Leben – und wollen dabei natürlich gut aussehen. Ob im Beruf oder beim Ausgehen: Schuhe müssen chic, nicht bequem sein – auch wenn der Körper mit den Jahren an Gewicht zulegt. Erst wenn sie nicht mehr mitspielen, sich spreizen oder platt werden, erhalten sie mehr Aufmerksamkeit. Solche Fehlstellungen stören nicht nur kosmetisch, sie verursachen oft auch starke Schmerzen und machen das Laufen zur Qual.

Am besten geht man frühzeitig dagegen an. Flache, bequeme Schuhe können vorbeugen, barfuß laufen und Fußgymnastik trainieren die Muskeln. Da schmerzhafte Schwielen und eingewachsene Zehennägel manchmal zu Fehlbelastungen führen, ist regelmäßige Fußpflege zur Vorbeugung sinnvoll.

Wer regelmäßig die Beweglichkeit der Füße trainiert, kann manches Problem vermeiden. Zur Kräftigung der Fußmuskeln für einen starken Auftritt hier einige Übungen,

Am besten, Sie fangen gleich damit an.

Tuch heben

Legen Sie ein Tuch vor sich auf den Boden. Versuchen Sie nun, es abwechselnd mit den Zehen des rechten und linken Fußes hochzunehmen und damit in die Runde zu winken. Probieren Sie die Übung zunächst im Sitzen, das geht leichter.

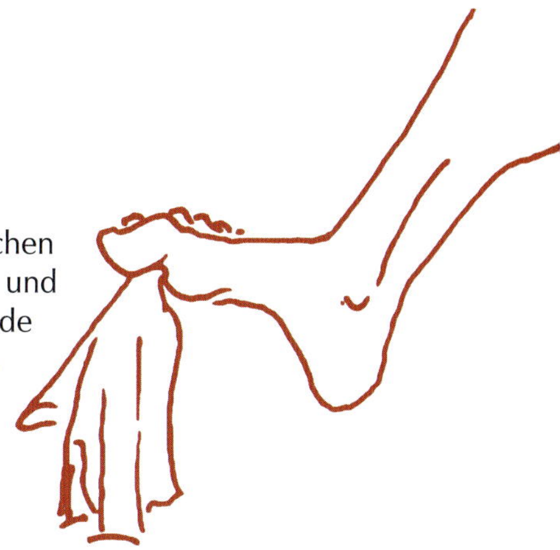

Barfuß gehen

Wie bei allen anderen Fußgymnastikübungen ziehen Sie bitte Schuhe und Socken aus und los geht es!

Gehen Sie barfuß, wann immer es möglich ist:

- daheim auf dem Parkett oder dem Teppich,
- draußen im Gras und auf dem Kies,
- auf Barfußpfaden und
- im Urlaub am Strand ...

Etwas Besseres für Ihre Füße gibt es kaum.

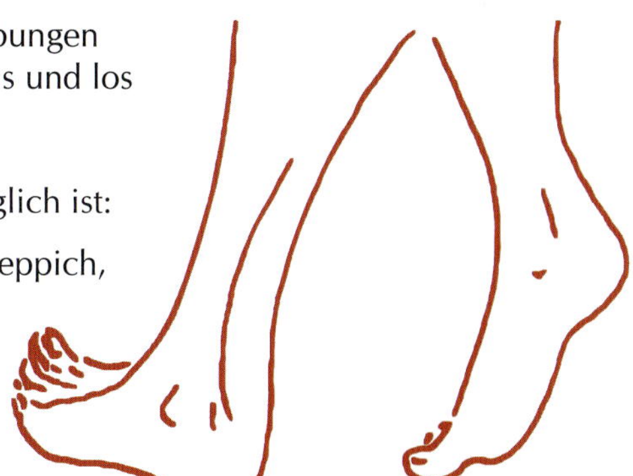

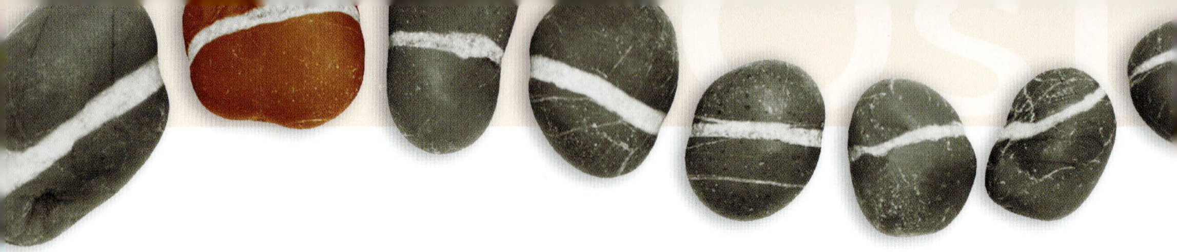

Auf Zehenspitzen

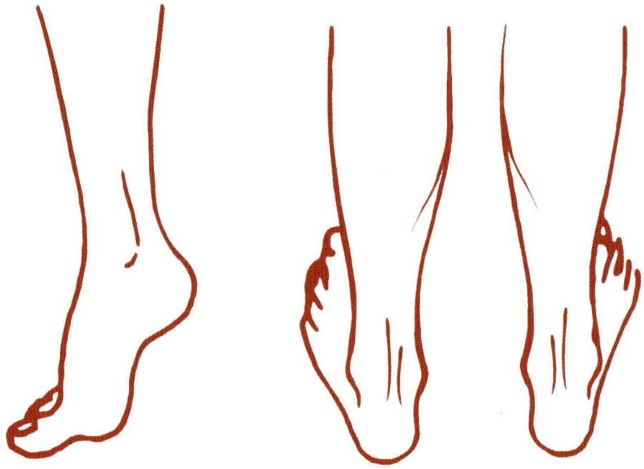

Stellen Sie sich auf die Zehenspitzen und gehen Sie ein paar Schritte im Raum umher. Dann senken Sie langsam die Füße, verlagern Ihr Gewicht auf die Fersen und versuchen, auf den Hacken zu laufen.

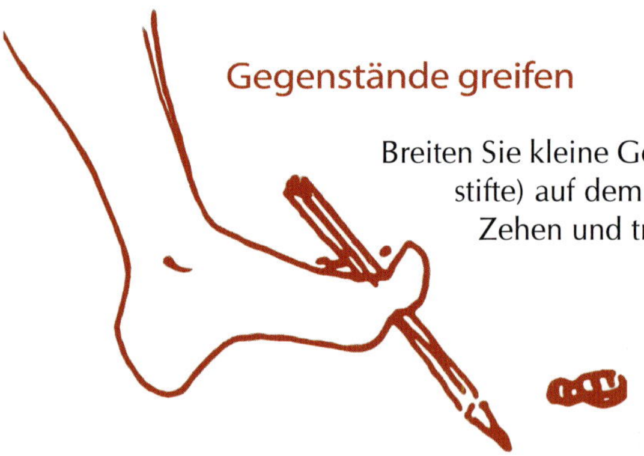

Gegenstände greifen

Breiten Sie kleine Gegenstände (Knöpfe, Radiergummis, Bleistifte) auf dem Boden aus. Greifen Sie ein Teil mit den Zehen und tragen Sie es ein paar Meter weit.

Igelball

Rollen Sie im Sitzen immer wieder einmal einen Igel- oder Tennisball unter Ihren nackten Fußsohlen hin und her.

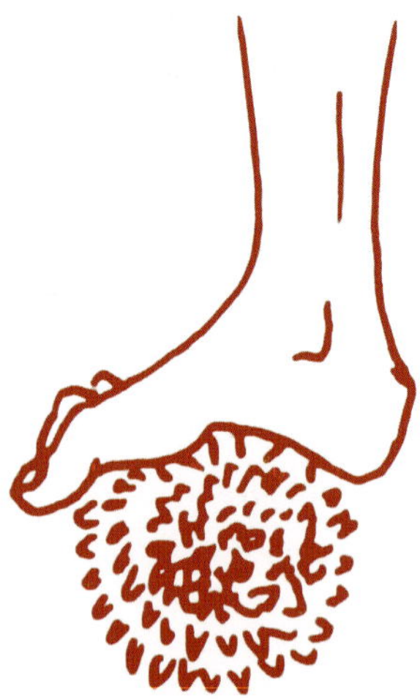

Der sichere Stand

Der sichere Stand gehört zu den Grundübungen und dient der selbstaktiven Körperstabilisierung und zur Körpermobilisierung. Voraussetzung hierfür ist ein feinreguliertes Zusammenspiel der Muskeln, Knochen, Bindegewebshüllen und der Gefäß- bzw. Nervenbündel. Einfache Körperstörungen können erkannt und eigenverantwortlich beeinflusst werden. Die Verantwortung für Ihren Körper und den aktiven Einsatz (Ihre Persönlichkeit und Ihr Körper sind eine untrennbare Einheit) kann Ihnen niemand abnehmen. Insofern sollten Aktivität, Bewegung und Selbstbeobachtung zu Ihrer alltäglichen Routine gehören.

Spiegel der Wahrnehmung

Stellen Sie sich aufrecht vor einen Wandspiegel, am besten in Unterwäsche, um sich gut zu sehen. Schauen Sie sich an. Notieren Sie auf einem eigenen Blatt Papier alle Auffälligkeiten, die für Sie sichtbar sind.

Betrachten Sie die Symmetrie Ihres Körpers und dessen Abweichungen:

- Das Gesicht – Stellung der Zähne, der Nase, Ohren, Augenbrauen.
- Der Kopf – Liegt eine leichte Seitneigung vor?
- Der Schultergürtel – Ist eine Schulter hochgezogen?
- Der Brustkorb – Ist er gleichmäßig geformt, sind Einziehungen sichtbar oder stehen einzelne Rippen hervor?
- Das Becken – Legen Sie die Handkanten horizontal auf Ihre Beckenkämme und beurteilen Sie die Stellung im Spiegel.
- Die Beine – Ideal ist eine gerade Linienführung durch Hüfte, Knie und Sprunggelenk. Eine nach innen oder außen verlaufende Linie ist ein Hinweis auf eine ungleiche Spannungsverteilung. Ausnahme sind Kinder, deren Beine in der Wachstumsphase O- und X- Beinstellungen zeigen können.
- Der Fuß – Beobachten Sie die Stellung des Großzehengelenkes.

Beim Blick von der Seite können Sie eigene Haltungsgewohnheiten beobachten. Im Idealfall sollte zwischen den Ohren, den Schultern, den Hüften und den Sprunggelenken eine gerade, senkrecht nach unten führende Linie liegen.

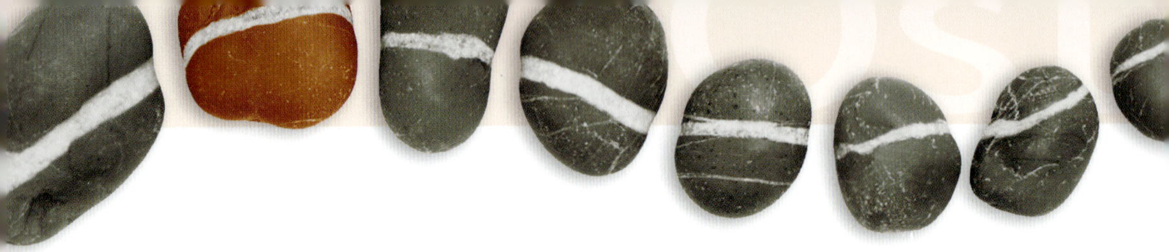

Stellen Sie sich hierbei folgende Fragen:

- Steht der Kopf weit vor den Schultern?
- Ist die Brustwirbelsäule rund oder gerade?
- Ist der Brustkorb eingezogen?
- Steht das Becken vor den Fersen?
- Zeigt sich ein deutliches Hohlkreuz?

Dieser persönliche Check-up soll dazu dienen, die Körperregionen zu erfassen, die dazu neigen, für Störungen anfällig zu sein. Mit der Spiegelwahrnehmung haben Sie einen genauen Eindruck von Ihrer Körperhaltung und können nun den sicheren Stand bewusst einnehmen.

Übungsanleitung – der sichere Stand

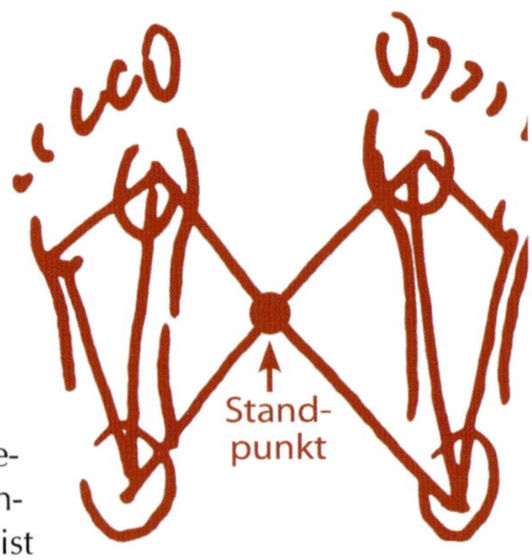

Stellen Sie Ihre Füße etwa hüftweit (eineinhalb fußbreiter Abstand zwischen beiden Fußinnenseiten) auf. Konzentrieren Sie sich auf drei Fußpunkte, den Großzehenballen, den Kleinzehenballen und die Ferse. Diese Fußpunkte finden einen festen Halt am Boden. Der restliche Fuß wird aktiv gespannt.

Ihre Knie sind locker gestreckt, weder durchgestreckt noch gebeugt. Das Becken ist aufgerichtet, die Bauchmuskulatur gespannt, die Brust ist geöffnet, die Schultern gelöst. Sie spüren Ihren Hals, entspannen Ihren Kiefer und Ihre Zunge (sie ruht frei in der Mundhöhle). Ihr Kopf „schwebt" auf dem Schultergürtel und richtet sich zur Zimmerdecke hin aus. Sie spüren Ihre innere Größe und lassen sie sichtbar werden.

Achten Sie auf eine gleichseitige Gewichtsverteilung – beide Füße werden gleichmäßig belastet.

Verweilen Sie tief atmend mit einer inneren Wachsamkeit. Finden Sie Ihren Standpunkt über die Körpermitte, die Augen ruhen in Augenhöhe auf einem fixierten Punkt. Wenn Sie mögen, schließen Sie die Augen und stehen einige Zeit ganz ruhig und fest.

Der Stand ist bequem und leicht und vollkommen unbewegt.

Atmen Sie bewusst, spüren Sie die Energie und die Stärke dieser Übung.

Werden Sie sich Ihrer Standfestigkeit im Leben bewusst – im sicheren Stand.

Wiederholen Sie diese Übung regelmäßig, um die Körperbalance zu stärken und die innere Aufrichtungskraft wachsen zu lassen. So wird der sichere Stand zu Ihrer Grundhaltung – ein Ankommen im Körper.

Hand-Fuß-Stellung

Die Hand-Fuß-Stellung dehnt sehr effektiv die Körperrückseite (den gesamten Rücken und die Kreuzbeinregion) und mobilisiert wichtige Bindegewebsstrukturen. Ähnlich einem Betttuch, an dem ein kleines Gewicht angebracht wird, verursacht das Bindegewebe durch einwirkende Spannungen „Gewebsfalten", die ein Ungleichgewicht im Körper schaffen und Körperfunktionen hindern können.

Die Hand-Fuß-Stellung regt reflektorisch das vegetative Nervensystem an.

Die Stoffwechsel- und Verdauungsaktivität steigt und die Blutzirkulation der Wirbelsäule wird erhöht, ebenso ihre Beweglichkeit. Die gesamten Bauchorgane werden gekräftigt und günstig beeinflusst. Die rückwärtige Beinmuskulatur wird gedehnt (sehr oft verkürzt).

Insgesamt wirken die komplexen Dehnreize entstauend.

Durch unseren aufrechten Gang ist das freie Pendeln der inneren Organe zur Selbstmobilisation nicht mehr möglich (im Vergleich zu Tieren im Vierfüßlergang). Bei uns Menschen liegen die Organe horizontal mit deutlich eingeschränkter Beweglichkeit. Daher ist diese Übung sehr hilfreich, innere Spannungsmuster zu optimieren oder auszugleichen.

Bei einigen Beschwerden ist die Hand-Fuß-Stellung allerdings nicht zu empfehlen, stellt sogar eine Kontraindikation dar. Hierzu zählen ein gereizter Ischiasnerv, akute und stark degenerierte Erkrankungen der Wirbelsäule (Bechterew, Scheuermann u.a.) und Entzündungen im Bauchraum. Operationen im Heilungsprozess (Bauchbereich) und eine fortgeschrittene Schwangerschaft sind auch ausgenommen.

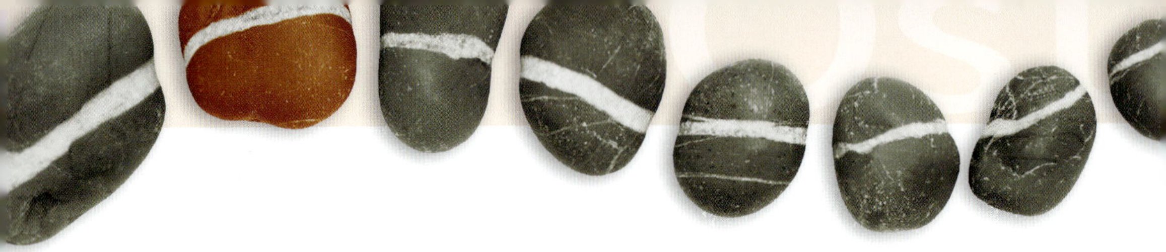

Übungsanleitung – Hand-Fuß-Stellung

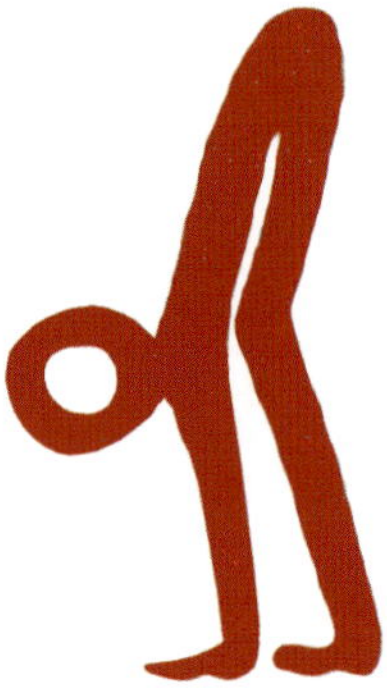

Aus dem Stand kommen Sie in die Hocke, die Füße sind hüftweit geöffnet.

Legen Sie Ihre Handflächen vor Ihre Füße auf den Boden.

Mit jeder Einatmung werden Sie Ihr Becken etwas mehr nach oben heben, ausatmend kommen Sie zurück in die Hocke. Die Hände bleiben dabei in Bodenkontakt.

Nehmen Sie sich dafür 5 Atemzüge Zeit, um in eine Hand-Fuß-Position mit Kniestreckung (wenn möglich) zu kommen. Die Beine dürfen leicht eingebeugt werden, wenn der Dehnreiz zu stark ist. Ist aufgrund starker Beinrückseitenverkürzungen eine Kniestreckung nicht möglich, finden Sie Ihre bestmögliche Endstellung.

Verbleiben Sie ruhig atmend 5 weitere Atemzüge in dieser Hand-Fuß-Position.

Das osteopathische Übungsprinzip lässt sich auch hier mit modernem Design vergleichen, jede einzelne Zelle des Körpers folgt einer ganz bestimmten Funktion. Der menschliche Körper ist ein komplexes System mit vollkommenem Sinn und Zweck, aber eben keine tote Materie.

Sie selbst können Ihren Körper regelmäßig pflegen, damit er optimal funktionieren, sich regenerieren und reparieren kann. Die Übungen dienen dem Auflösen von ungünstigen Gewebsspannungen und dem Herstellen der Flüssigkeitsströme im Körper – zur optimalen Ver- und Entsorgung des Zellstoffwechsels. Das gibt Ihnen jederzeit die Möglichkeit, die Selbstregulation und Selbstorganisation zu unterstützen.

Die acht Bewegungsrichtungen der Wirbelsäule

Hierbei handelt es sich um ein „gesundes" Bewegungsritual. Vorrausetzung ist der sichere Stand.

Die Übungen beinhalten eine Bewegungsfolge mit acht Bewegungsrichtungen der Wirbelsäule für mehr Kraft, Beweglichkeit und Energie.

Übungsanleitung – die acht Bewegungsrichtungen der Wirbelsäule

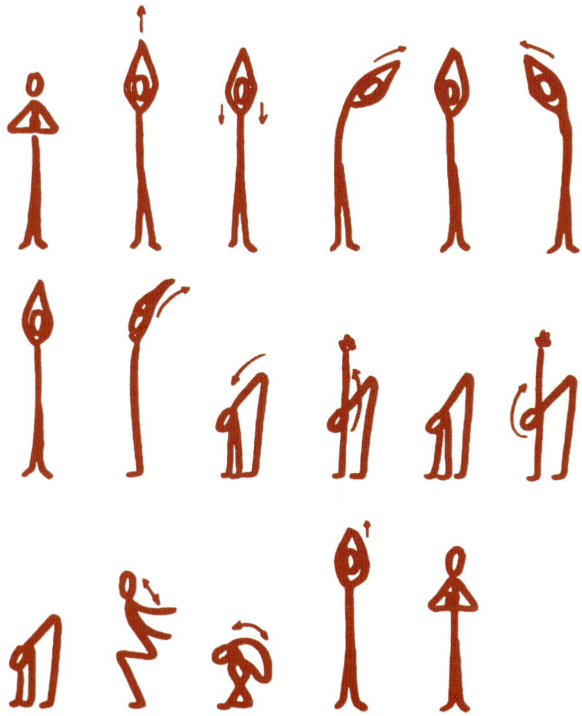

Legen Sie Ihre Hände vor dem Herzen zusammen, ruhen Sie in sich, finden Sie Ihren gefestigten Standpunkt.

Strecken Sie Ihre Arme mit der Einatmung nach oben, die Handflächen bleiben zusammen.

Entspannen Sie Ihre Schultern in dieser Armhaltung mit der Ausatmung.

Neigen Sie Ihren Oberkörper mit der Einatmung nach links, mit der Ausatmung zurück zur Mitte, mit der nächsten Einatmung nach rechts.

Mit der folgenden Ausatmung kommen Sie zur Mittelposition zurück.

Achten Sie auf die Beckenbodenspannung, sie bietet Halt und Schutz für die Lendenregion Ihrer Wirbelsäule.

Halten Sie festen Bodenkontakt mit den Füßen und führen Sie beide Arme mit der nächsten Einatmung so weit wie möglich kontrolliert nach hinten.

Kommen Sie weit in den Raum reichend mit der nächsten Ausatmung in die Hand-Fuß-Stellung, wobei die Hand-Fuß-Position mit bestmöglicher Kniestreckung ausgeführt wird.

Legen Sie ihre Handflächen vor Ihre Füße auf den Boden.

Öffnen Sie mit der Einatmung die rechte Körperseite über den rechten nach oben gestreckten Arm.

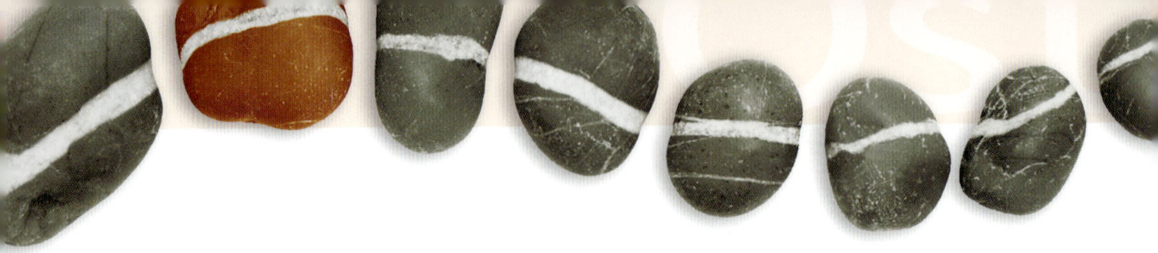

Ihr Blick folgt der rechten Hand (Richtung Zimmerdecke).

Mit der Ausatmung führen Sie die Hand zurück in die Ausgangsstellung – in Ihre Hand-Fuß-Position. Seitenwechsel mit der folgenden Einatmung.

Mi der folgenden Ausatmung kommen Sie zurück in die Hand-Fuß-Stellung.

Beugen Sie die Knie und schieben Sie das Gesäß weit nach hinten unten und stellen Sie sich vor, Sie setzen sich auf einen Stuhl. Sitzen Sie aktiv – kraftvoll und bequem.

Der Bauch berührt fast die Oberschenkel, diese sind parallel zum Boden ausgerichtet.

Heben Sie das Brustbein und strecken Sie die Arme seitlich aus, ähnlich einer Körperhaltung im Skiabfahrtslauf.

Verlassen Sie diese Haltung mit der Ausatmung und kommen Sie in die tiefe Hocke. Entspannen Sie die Wirbelsäule vom Steißbein bis zum Scheitelpunkt, legen Sie zusätzlich Ihre Stirn auf die Knie.

Einatmend richten Sie Ihren Körper mit nach vorn ausgestreckten Armen rückengerecht über die kraftvolle Haltung auf (die Handflächen sind aneinandergelegt).

Kommen Sie zurück in den Stand mit über dem Kopf erhobenen Armen, mit der nächsten Ausatmung beenden Sie diese Übung vor dem Herzen im sicheren Stand.

Üben Sie die acht Bewegungsrichtungen der Wirbelsäule insgesamt drei- bis fünfmal hintereinander, mit kurzer Zwischenübung.

Zwischenübungen:

1. Spüren Sie anschließend im lockeren Stand nach. Wenn es Ihnen angenehm ist, schließen Sie die Augen oder finden Sie in Augenhöhe einen ruhigen Fixpunkt. Dann entspannen Sie bitte den Blick.
2. Führen Sie weiche Körperbewegungen gleich einer Körperwelle aus.
3. Wecken Sie Ihre Füße, krallen Sie die Zehen und versuchen Sie sie zu spreizen, dann rollen Sie bewusst die Füße auf der Stelle wechselseitig ab oder gehen auf der Stelle und heben dabei die Knie an.

Wiederholen Sie diese erlernte Bewegungsfolge. Achten Sie auf atemgeführte fließende Bewegungen.

Vollatmung – Atem ist Leben

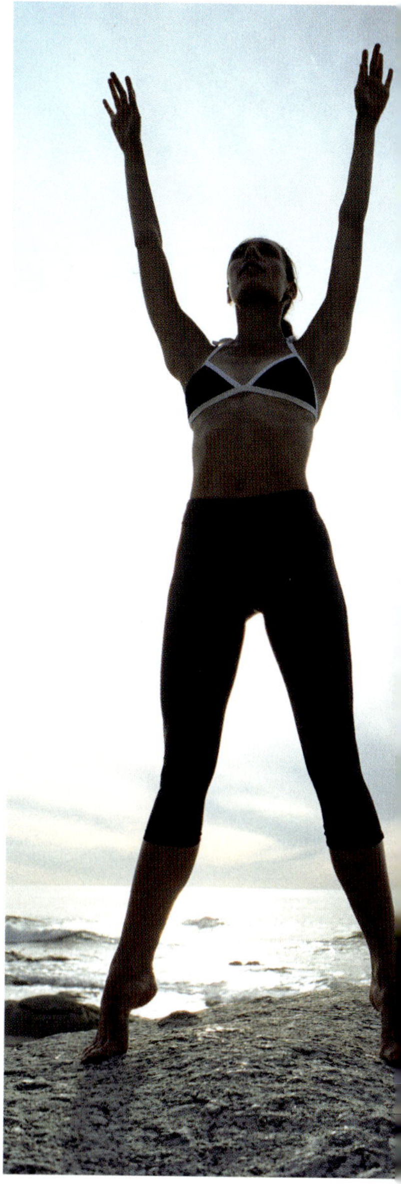

Der Atmung wird in vielen ganzheitlichen Therapien ein besonderer Stellenwert eingeräumt. In der Osteopathie besitzt die Atmung eine sehr wichtige Rolle in Bezug auf die „Lebensenergie“. Bei Stress können diese Übungen helfen, Ihren Körper über die Atmung wieder in einen ausgeglichenen Zustand zu bringen.

> Atem schenkt Leben –
> Atem erfüllt Dein Leben.
>
> Atemruhe schafft Geistesfrieden.
>
> Lebensenergie füllt den Körper und
> belebt die Seele.

Das sagt sich leichter, als getan. Die meisten Menschen atmen zu kurz, zu flach, zu ungesund. Der Atem ist flach, hektisch oder angespannt – beim Einatmen heben sich die Schultern und der Bauch wird eingezogen.

Die Folgen sind

- Müdigkeit,
- stark verminderte Konzentrationsfähigkeit,
- ein Gefühl von Überforderung
- und der Stoffwechsel läuft auch nur noch auf Sparkurs.

Ursache ist, dass wir durch falsches Atmen meist nur 30 Prozent unserer Lungenkapazität nutzen. Dadurch erhält der Körper zu wenig Sauerstoff, während sich in der Lunge durch eine zu kurze Ausatemphase gleichzeitig verbrauchte Luft sammelt.

Im Schnitt atmen wir täglich 25.000-mal ein und aus – ganz unbewusst.

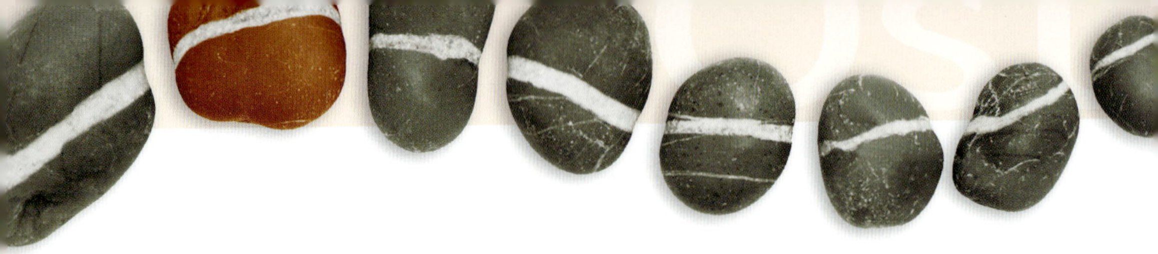

Warum, könnte man fragen, muss man sich dann überhaupt damit beschäftigen? Denn das Atmen funktioniert doch von selbst. Richtig! Stammhirn und vegetatives Nervensystem haben den Steuerungsjob für die Atmung. Atmung bedeutet Sauerstoff, sprich Energie, also Leben.

Aber fehlt die Konzentration auf die Atmung, besteht die Gefahr, dass unser wichtigster Vitalmechanismus zur Nebensache wird. Schon ein völlig unwissenschaftlicher Blick auf die Atemgewohnheiten der meisten Menschen zeigt, dass sie hastig Luft in ihren Brustkorb pumpen, statt den Atem fließen zu lassen. Schon auf der halben Ausatemstrecke holen sie erneut Luft.

Die Atmung ist Träger der Lebensenergie. Ist der Mensch nur noch nach außen gerichtet (rechtes Bild), verliert er den Bezug für die innere Verfassung – **er hat keine „Puste" mehr.**

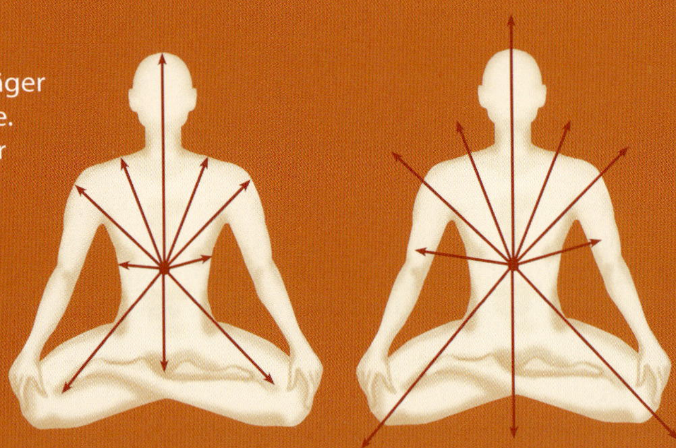

Der wichtigste Atemmuskel, das Zwerchfell, bleibt so völlig unterfordert. Stress und Leistungsdruck steigern derweil nachweislich nicht nur den Blutdruck, sondern auch die Atemfrequenz. Und anstatt eine Atempause einzulegen, hechelt man von Termin zu Termin. Schlechte Atmung, wenig Energie, geringe Belastbarkeit, noch schlechtere Atmung – ein Teufelskreis nimmt seinen Lauf.

Wie aber verschafft man sich wieder Luft?

Vollatmung – eine Anleitung

Bei der Vollatmung wird die Atmung nicht mehr vom Unterbewusstsein gesteuert, sondern bewusst gelenkt. Je tiefer und langsamer der Atem fließt, umso ruhiger werden Geist und Körper. Letztendlich kommen wir mit dieser Möglichkeit im Hier und Jetzt an.

Die Gedanken an das morgige Meeting, den Supermarkteinkauf, den Jahresurlaub, die riesige Familienfeier in zwei Jahren oder die Unstimmigkeiten gestern Abend mit dem Partner – all das unnütze Getöse im Geist tritt in den Hintergrund. Es verliert an Bedeutung.

Die Beeinflussung des Atemrhythmus hilft, die Dinge einfach nur zu beobachten und weniger zu bewerten. Ein Weg, der geradewegs in die Gelassenheit führt.

Müde? Schlapp? Schlecht drauf? Oder einfach nur nervös oder aufgeregt? Diese Übung sorgt für mehr Puste im Alltag.

Setzen Sie sich weit vorn auf einen Stuhl oder auf den Boden in den Schneidersitz. Nehmen Sie eine komfortable und aufrechte Sitzhaltung ein. Aus dem Becken heraus richten Sie Ihre Wirbelsäule auf, der Kopf ruht mittig, entspannt auf Ihren Schultern und beide Hände sind auf den Knien abgelegt.

Schließen Sie nun die Augen, um Ihre gesamte Konzentration nach innen zu lenken.

Atmen Sie bewusst in den Bauch ausschließlich durch die Nase ein. Halten Sie nach dem Einatmen nicht die Luft an, sondern atmen Sie gleich wieder ruhig aus. Die eigentliche Entspannung kommt mit der Ausatmung. Legen Sie hier eine kleine Ausatempause ein, bis der Körper wieder nach Luft verlangt. Jetzt atmen Sie automatisch wieder tief und kontrolliert ein. Fühlen Sie, wie sich Ihre Bauchdecke mit der Einatmung hebt und mit der Ausatmung wieder senkt. Beobachten Sie die Atmung und finden Sie Ihren Rhythmus. Geben Sie sich dafür einige Atemzüge Zeit. Achten Sie darauf, beim Ausatmen nicht unbewusst zwischen Brustbein und Bauch zusammenzusinken, das hemmt den Energiefluss. Achten Sie daher speziell beim Ausatmen auf eine aufrechte Haltung.

Legen Sie nun beide Hände an Ihren Brustkorb und atmen Sie in Ihre Handflächen hinein.

Spüren Sie die Weite des Brustraumes mit jedem Einatmen und das Zusammenziehen der Rippen mit der Ausatmung. Sie atmen ohne Anstrengung und ohne

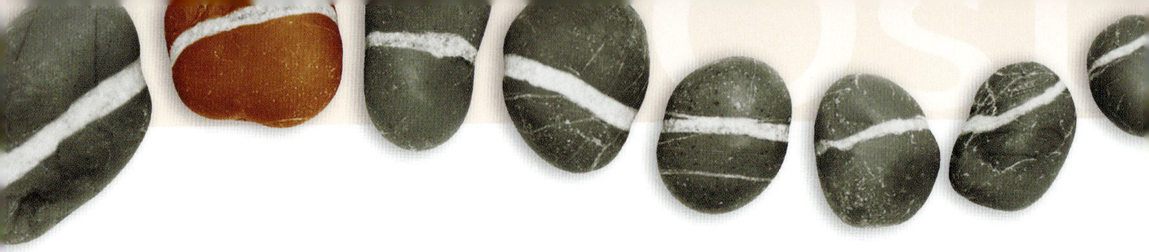

Druck. Immer deutlicher spüren Sie den gleichmäßigen Atemstrom in Ihrem Körper ein- und ausfließen.

Dann legen Sie Ihre Hände auf Ihre Schlüsselbeinknochen und atmen in die oberen Lungenspitzen, die Schultern sind dabei nahezu unbeteiligt.

Verbinden Sie nun diese drei Atemräume. Beginnen Sie mit Ihrem unteren Lungenbereich und atmen Sie tief in Ihren Bauch, füllen Sie Ihren Brustraum mit Atem bis zu den oberen Lungenspitzen. Anschließend lassen Sie Ihren Atem entspannt ausströmen, die leicht erhobenen Schultern senken sich entspannt, der Brustkorb zieht sich wieder zusammen und die Bauchdecke senkt sich. Kein Druck, kein Wollen, der Atem fließt.

Nehmen Sie diese vitalisierende Atemenergie bewusst auf.

Wiederholen Sie diese bewusste Vollatmung mehrmals.

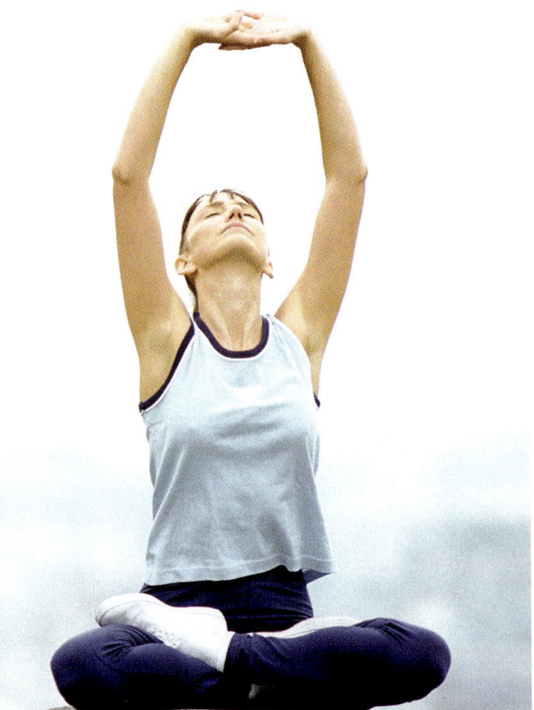

Unser Körper profitiert auf allen Ebenen. Die Vollatmung versorgt jede einzelne Zelle mit reichlich Sauerstoff. Das optimiert alle wichtigen Vorgänge im Körper, die Stoffwechselprozesse. Rund läuft es nur mit dem Allroundtalent Sauerstoff. Mit jeder Ausatmung scheiden wir Abfallstoffe, die in jeder Zelle entstehen, aus.

Ein guter Atem reinigt uns sozusagen von innen! Daher wird der Vollatem auch als Reinigungsatem bezeichnet.

70 Prozent unserer Abfallprodukte werden nicht über den Darm, die Blase und die Haut ausgeschieden, sondern über den Atem!

Fehlt es an Sauerstoff, bleiben diese Stoffe größtenteils im Körper und lagern sich im Gewebe ab. Und zwar nicht in der Nähe lebenswichtiger Organe – das wäre viel zu gefährlich. Die Natur hat es deshalb so eingerichtet, dass der Zellmüll im Fettgewebe landet. Dort macht er zwar keine gute Figur, verursacht aber auch keine schwerwiegenden Krankheiten.

Parallel dazu gerät der Säure-Basen-Haushalt aus dem Gleichgewicht, was der Körper umgehend mit Wassereinlagerungen auszugleichen sucht. Kein Wunder, wenn wir uns dann unwohl und schlapp fühlen. Dank bewusstem Atem reinigt sich der Organismus von ganz alleine, weil seine Selbstheilungskräfte wieder mobilisiert werden.

Nutzen und genießen Sie die Vollatmung-Übung also unbedingt, um sich auf Ihren Atem zu konzentrieren.

Noch ein wichtiger Hinweis: Auch das Singen – sogar dilettantisches unter der Dusche – und herzhaftes Lachen sorgen für eine Extraportion Sauerstoff im Blutkreislauf.

Warum es sich lohnt, der Wunderdroge Sauerstoff mehrmals im Alltag Aufmerksamkeit zu schenken:

- **Konzentrationskraft:** Atem fördert Aufmerksamkeit. Die Übungspraxis zwingt Sie, in der Gegenwart zu bleiben. Tiefe Atmung hilft bei Konzentrationsmängeln und Problembewältigung.
- **Verminderte Stressbelastung:** Eine langsame, tiefe Atmung beruhigt den Geist und löst Überspannungsmuster im Körper.
- **Schmerzlinderung:** Mit bewusster Atmung sind Schmerzen besser zu ertragen, außerdem stimuliert sie eine positive Grundstimmung.
- **Vitalität:** Infektionen, Allergien und Ernährungsmängel können die Folge einer Sauerstoffschuld sein. Ein verlängerter, rhythmischer Atem verbessert Ihre Fitness und Immunabwehr.

Blasebalg

Die Blasebalgübung aktiviert den ganzen Körper und wird zur intensiven Organmassage (insbesondere Nieren und Darm) und -drainage genutzt. Der Stoffwechsel wird angeregt und die Darmtätigkeit reguliert.

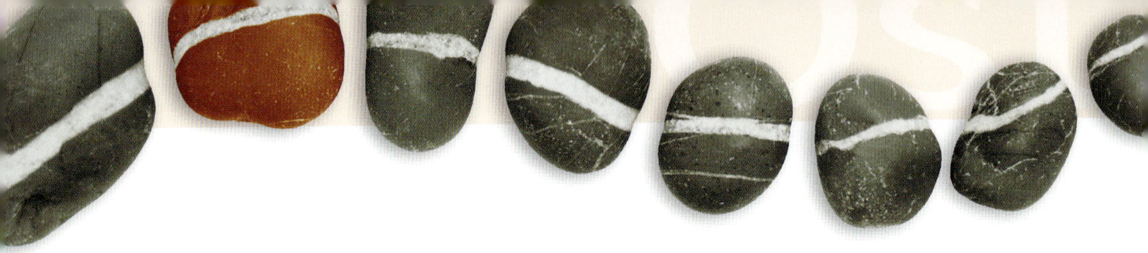

Übungsanleitung – Blasebalg

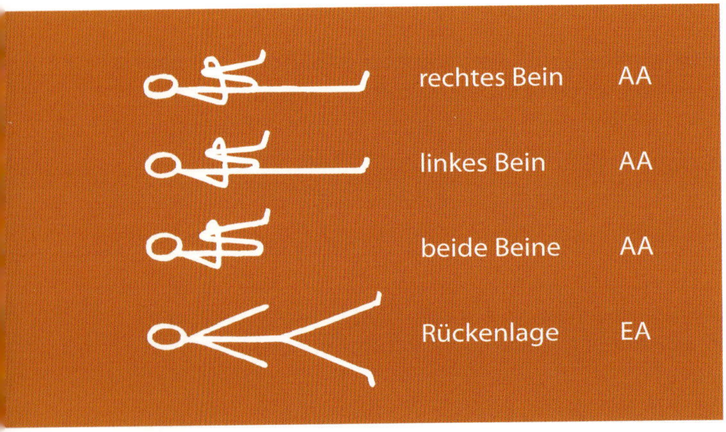

Achtung! Der aufsteigende Dickdarmast befindet sich rechts, somit beginnt das rechte Bein im Übungsablauf:

Sie begeben sich in die Rückenlage, Arme neben dem Körper und die Beine gestreckt abgelegt.

Atmen Sie ein – in alle drei Atemräume (Vollatmung).

Mit der Ausatmung (AA) ziehen Sie das rechte Bein dicht an den Körper heran.

Atmen Sie alles aus, was auszuatmen geht.

Mit der folgenden Einatmung (EA) strecken Sie das rechte Bein wieder aus, Sie atmen wieder voll ein.

Anschließend ziehen Sie das linke Bein ausatmend dicht an den Bauch, mit der Einatmung strecken Sie es wieder.

Nun nehmen Sie beide Beine dicht an den Bauch heran und atmen dabei aus.

In der folgenden Einatemphase strecken Sie beide Beine wieder aus.

Wiederholen Sie diesen Übungszyklus insgesamt fünf Mal (rechts/links/beide Beine).

Dann ruhen Sie einige Atemzüge in Rückenlage nach.

Leben ist Bewegung, alles ist in Fluss (Panta rhei). Im menschlichen Körper sollte alles ohne Barrieren fließen, nur das garantiert einen ungestörten Fluss.

Der Osteopath ist in der Lage, über Schlüsselpositionen des Körpers Korrekturen vorzunehmen und so entscheidende Barrieren zu entfernen. Dadurch wird der Körper befähigt, sich selbst neu auszurichten und das Körpergleichgewicht wieder herzustellen.

Durch den Osteopathen gezielt gesetzte Energieimpulse bringen die Selbstheilungskräfte des Körpers wie Dominosteine kaskadenartig in Gang.

Die osteopathischen Grundsätze sehen aus der Erfahrung und Intuition heraus den Menschen als Flüssigkeits- und Energiekörper. Dieser soll wieder dahin gebracht werden, dass Selbstordnung, Regulation und Selbstheilung optimal funktionieren können.

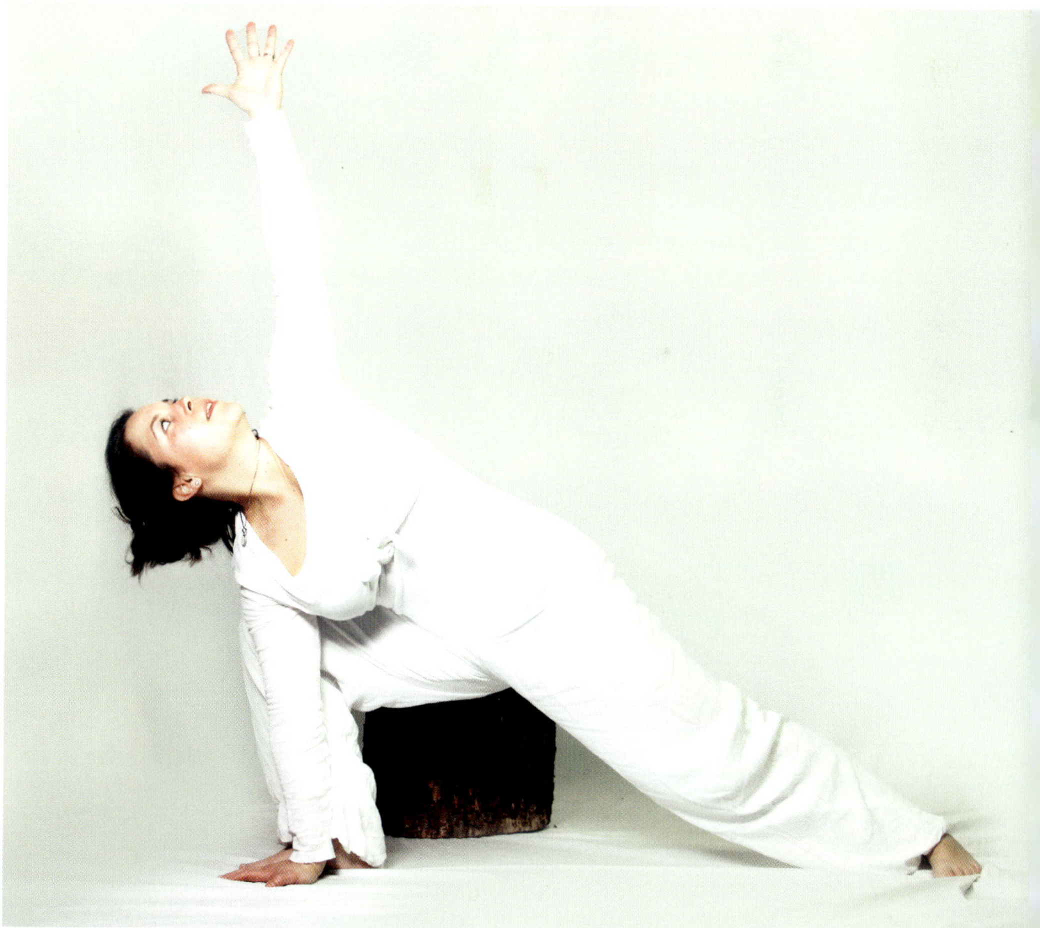

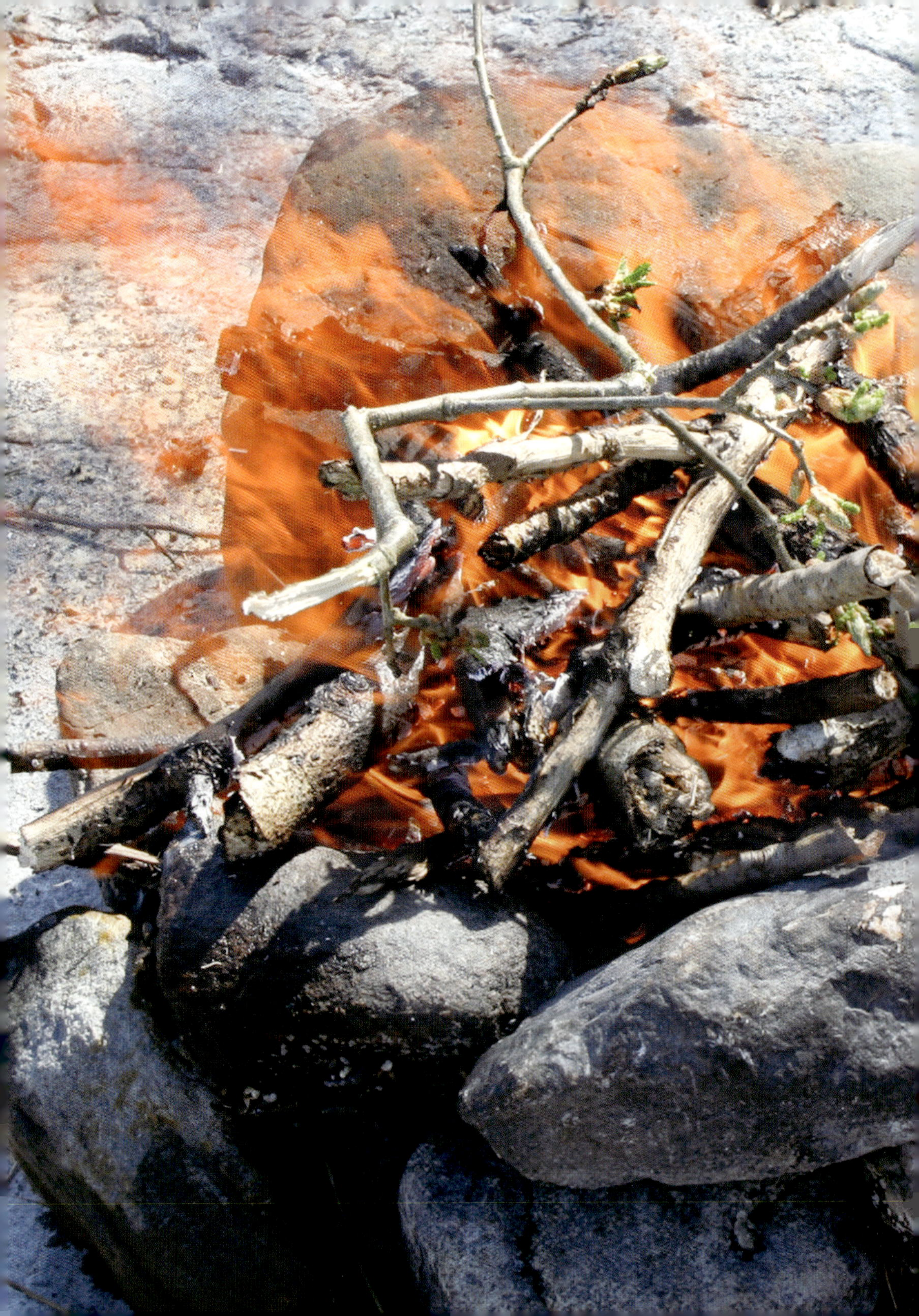

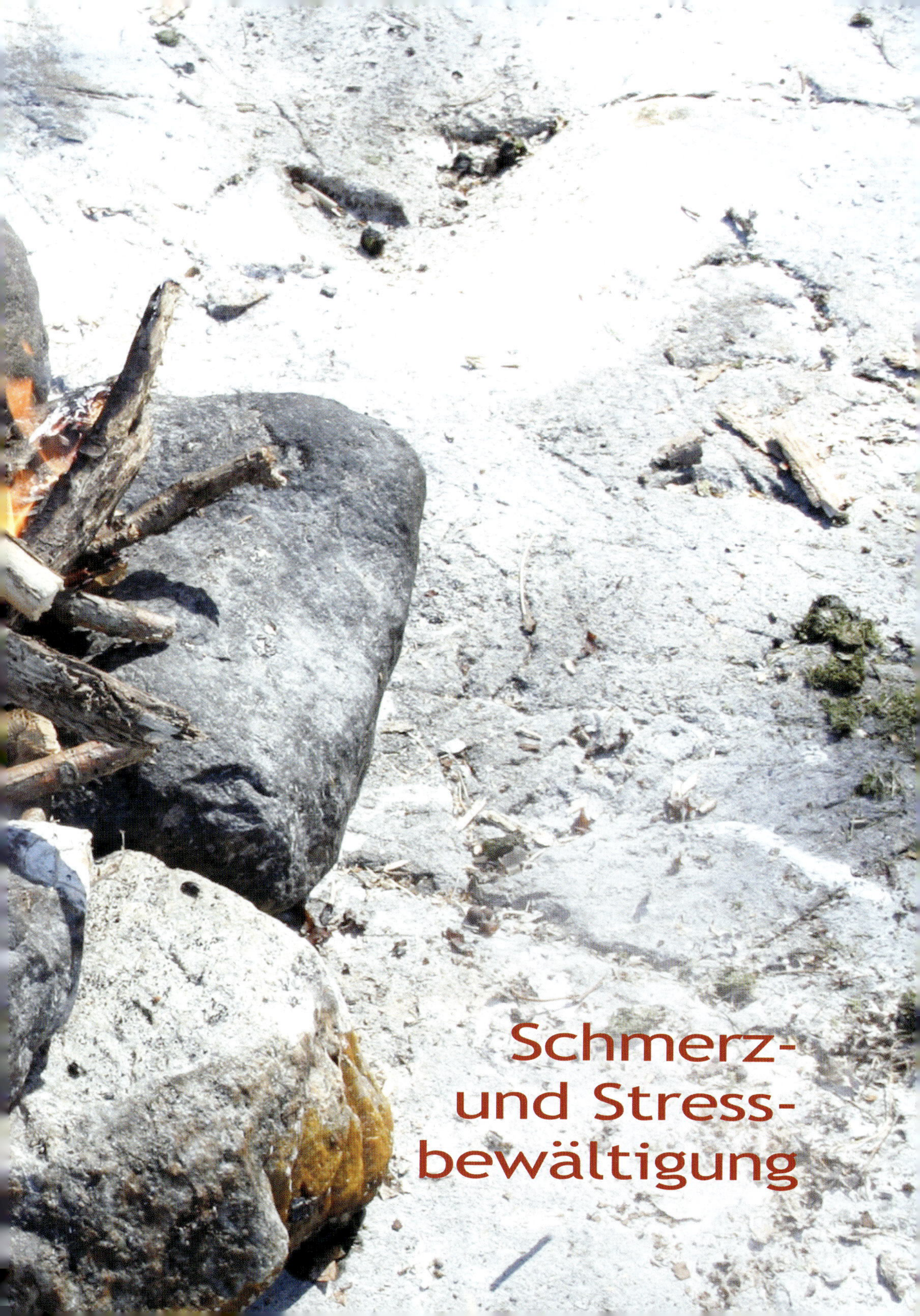

Schmerz- und Stress-bewältigung

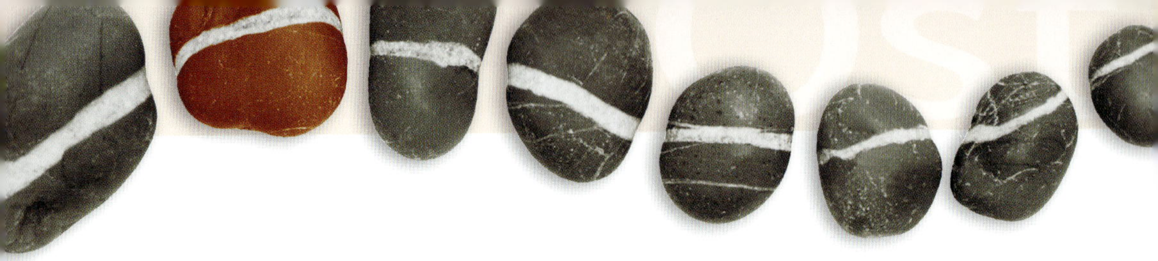

Schmerz- und Stressbewältigung

Manifeste Eigenschaften, wie Zappeligkeit, Zittrigkeit, Ungeduld, Leidenschaft, Groll, Niedergeschlagenheit, Gefühlschaos und die Tendenz, alles und jeden in Frage zu stellen, kennzeichnen einen Kampf, der von Schmerz und einem hohen Lebenstempo geprägt ist.

Im Grunde ist die Stressreaktion ein Geniestreich der Natur, denn erst unter Stress läuft unser Körper zur Hochform auf. In Sekundenbruchteilen schießen Hormone wie Cortisol, Noradrenalin und Adrenalin ins Blut und sorgen dafür, dass Herzschlag und Atmung sich beschleunigen, mehr Sauerstoff durch den Körper strömt, Gehirn und Muskeln ausreichend Zucker zur Verfügung haben. Gleichzeitig dämpfen die körpereigenen Botenstoffe andere, momentan weniger wichtige Systeme wie die Verdauung.

Ein kleiner Adrenalinschub von Zeit zu Zeit weckt die Lebensgeister, bringt Schwung ins Leben und macht fit für Notsituationen. Der Mensch braucht ein gewisses Maß an Stress als Lebensmotivator. Gäbe es keinen Stress, wäre der Mensch längst ausgestorben. Wissenschaftler behaupten: ohne Stress keine Evolution.

Problematisch wird es, wenn der Stress kein Ende nimmt.

Im Gegensatz zu den Sexualhormonen gibt es beispielsweise für Stresshormone keine Obergrenze. Ganz egal, wie hoch der Spiegel ist, der Organismus kann immer noch mehr ausschütten. Biologisch ist das sinnvoll, weil so bei Gefahr noch zusätzliche Stressfaktoren bewältigt werden können. Doch was zu viel ist, ist zu viel!

Das Buch *Botschaft an die nervöse Welt*, geschrieben in den dreißiger Jahren des letzten Jahrhunderts von dem ungarischen Arzt Franz Völgyesi, zeigt zu diesem Thema einen großen Durch- und Weitblick. Seine damals gemachten Beobachtungen und Kenntnisse der nervlichen Verfassung seiner Umwelt sind auch heute noch aktuell. Die Benennungen ändern sich, die Sachverhalte jedoch wenig.

Die menschlichen Grundfragen sind damals wie heute gleich:

- das rein materielle Überleben,
- mitmenschliche Beziehungen,
- Leidenschaften,
- die Frage, wozu wir in diese Welt gekommen sind
- und was wir mit unserem Leben anfangen können.

In seinem Buch beschreibt Franz Völgyesi die Nervosität (ähnlich den heutigen Burn-out-Kennzeichen) als organische Hirnleistungsschwäche, rasche Ermüdbarkeit, körperliche Schwäche, Kopf- und Gliederschmerzen, vegetative Übererregbarkeit, Affektlabilität, Merk- und Konzentrationsschwäche, Reizbarkeit, Stimmungsschwankungen und Schlafstörungen.

„Die Nervosität ist nur über einen gewissen Grad hinaus als Krankheit zu betrachten, doch kann man von der Nervosität krankhafter Art ruhig behaupten, dass sie die leidvollste und von Tag zu Tag gemeingefährlicher werdende Volkskrankheit des 20. Jahrhunderts ist."

Wie wir heute erkennen, hat sich daran im 21. Jahrhundert, mit seinem starken Anstieg an Depressionen, nichts geändert. Laut Völgyesi könne bei „Nervosität" allein mit Medikamenten nicht nachhaltig geholfen werden. Eine Umerziehung müsse erfolgen, wobei Selbstsuggestion, Disziplin, Anpassung an die Tatsachen des Lebens und der Lebensstil eine wichtige Rolle spielen.

Seiner Ansicht nach habe sich diese krankhafte „Nervosität" so verbreitet, weil das Vertrauen in die Natur abgenommen und der Glaube an beweisbares wissenschaftliches Wissen zugenommen hat. Demzufolge hat sich das Denken und Fühlen von einer grundlegenden Sicherheit in Glaubensfragen verschoben auf eine grundlegende zweifelnde Haltung.

Völgyesi schreibt dazu: *„Pathologische Nervosität ist oft das Ergebnis eines Konflikts zwischen dem Bewussten und dem Unbewussten, zwischen Wille und Instinkt, Individualität und der Außenwelt."*

Die Nervosität, als krankhafter Zustand eines Menschen, wurde auch von weiteren Ärzten seiner Zeit beschrieben. Dabei wurden eine zu große Gefühlsbetontheit und eine exzessive Stimulierbarkeit durch äußere Geschehnisse festgestellt.

Das zeigt sich deutlich in schnellen Stimmungswechseln, mangelnder Willenskraft, inneren Konflikten, Überempfindsamkeit und einem sehr unvorhersehba-

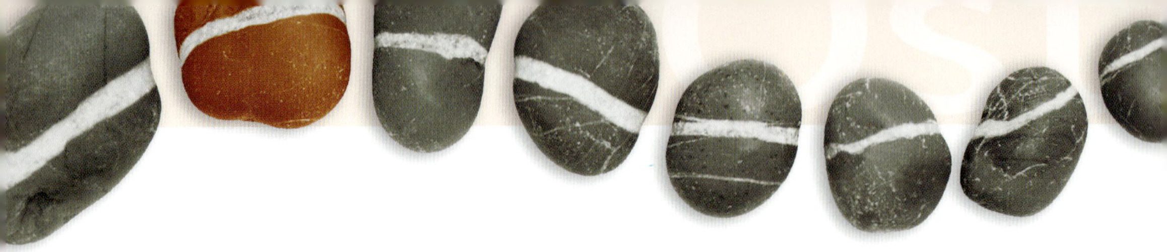

ren Organismus, da sowohl die stimulierenden als auch die dämpfenden Nervenfunktionen jederzeit überreagieren.

Diese Symptome haben wir im Kapitel über Stress aus osteopathischer Sicht ausführlich beschrieben – Bezug nehmend zum vegetativen Nervensystem und dessen Disharmonie in stressbedingten Störungen.

Persönlichkeit, Charakter, ethisches Verständnis, Denken, Fühlen und das Ich-Gefühl hängen alle von der Evolution der Hirnnerven und ihrer Gesundheit ab.

Ängste, Phobien, Panik, Depression, Lähmung, Zwänge, Täuschungen, Halluzinationen und selbstmörderische Neigungen zeigen hingegen eine deutliche Erkrankung des Nervensystems an.

Macht man sich bewusst, dass alle Menschen miteinander verbunden sind (das Blut eines Menschen enthält das Blut zweier Elternteile, vierer Großeltern, 16 Urgroßeltern und in der tausendsten Generation das Blut von 20 Millionen Men-

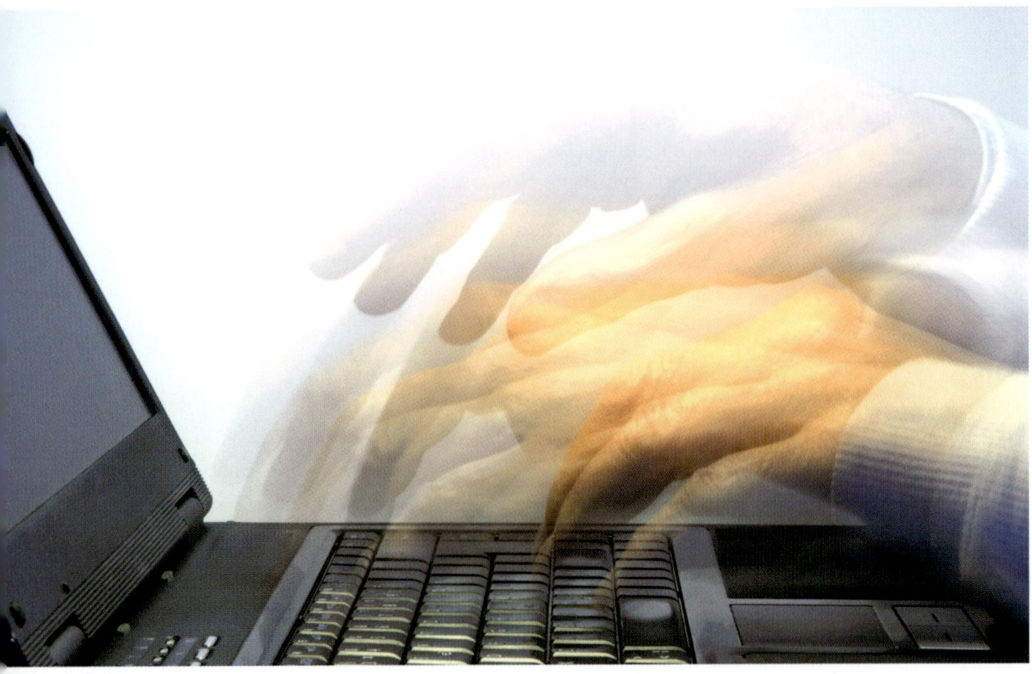

schen), besteht das Unterbewusste von Körper und Seele aus unzähligen Erfahrungen, Instinkten und Gefühlen. Ängste und falsche Einschätzung der eigenen Person, Umwelt und der Welt insgesamt führen zu Illusionen, Enttäuschungen, Verwirrung und anderen unharmonischen Zuständen.

Ein Mensch fühlt und denkt in Abhängigkeit schädlicher oder heilsamer Lebenslernprozesse.

Eine nachhaltige Umerziehung braucht fachlichen Rat, eine geduldige Selbsterziehung und viel Zeit. Heilung basiert auf friedvollen Zuständen und harmonischen Beziehungen zu sich selbst und zur unmittelbaren Umwelt.

Die Schwierigkeit dabei zeigt sich jedoch in der vorhandenen Übersensibilität und Reizbarkeit. Die Perspektive sollte von einer zu starken Selbstbezogenheit auf einen größeren Horizont gelenkt werden.

Das folgende Zehn-Punkte-Programm stellt hierfür einen konkreten Wegweiser dar.

Das Zehn-Punkte-Programm

1. Reduzieren Sie Stress, indem Sie aktiv werden – stellen Sie sich den Dingen, anstatt ihnen auszuweichen. Ignorieren Sie keine beunruhigenden Situationen mehr, denn Herr(in) der Lage zu sein, mindert Stress.
2. Übernehmen Sie Verantwortung für Ihr Wohlbefinden, anstatt sich über Störfaktoren zu beklagen. Versuchen Sie, diese aus Ihrem Leben zu verbannen oder einen entspannten Umgang mit ihnen zu erlernen.
3. Pflegen Sie positive Haltungen, Gefühle und Gedanken wie Freude, Liebe und Dankbarkeit.
4. Kommunizieren Sie negative Empfindungen wie Kummer, Wut, Enttäuschung und Sorgen auf eine angemessene Art und Weise.
5. Öffnen Sie Ihr Herz. Wenden Sie sich anderen zu, finden Sie Freunde und Gruppen zum Geben und Teilen.

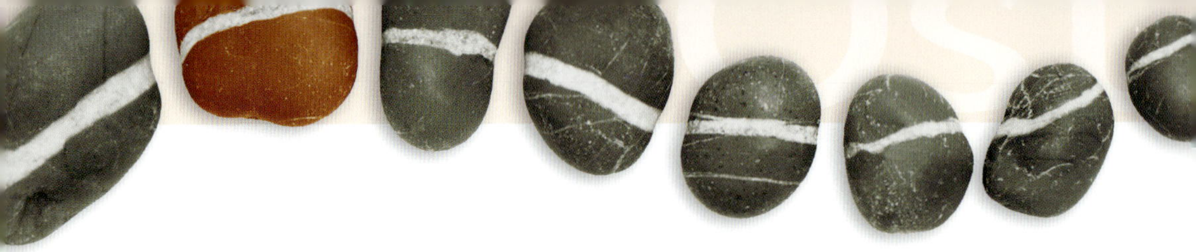

6. Lernen Sie zu entspannen und verbringen Sie täglich Zeit mit sich selbst.
7. Nehmen Sie sich Zeit für kreative Beschäftigungen, die Ihnen Spaß machen.
8. Praktizieren Sie die Übungen so oft wie möglich draußen an der frischen Luft und in entspannender Umgebung wie im Wald, an der See, in unberührter Natur.
9. Visualisieren Sie sich selbst als glücklichen und rundum gesunden Menschen.
10. Lachen Sie jeden Tag, erzählen Sie einen Witz oder machen Sie jemanden glücklich.

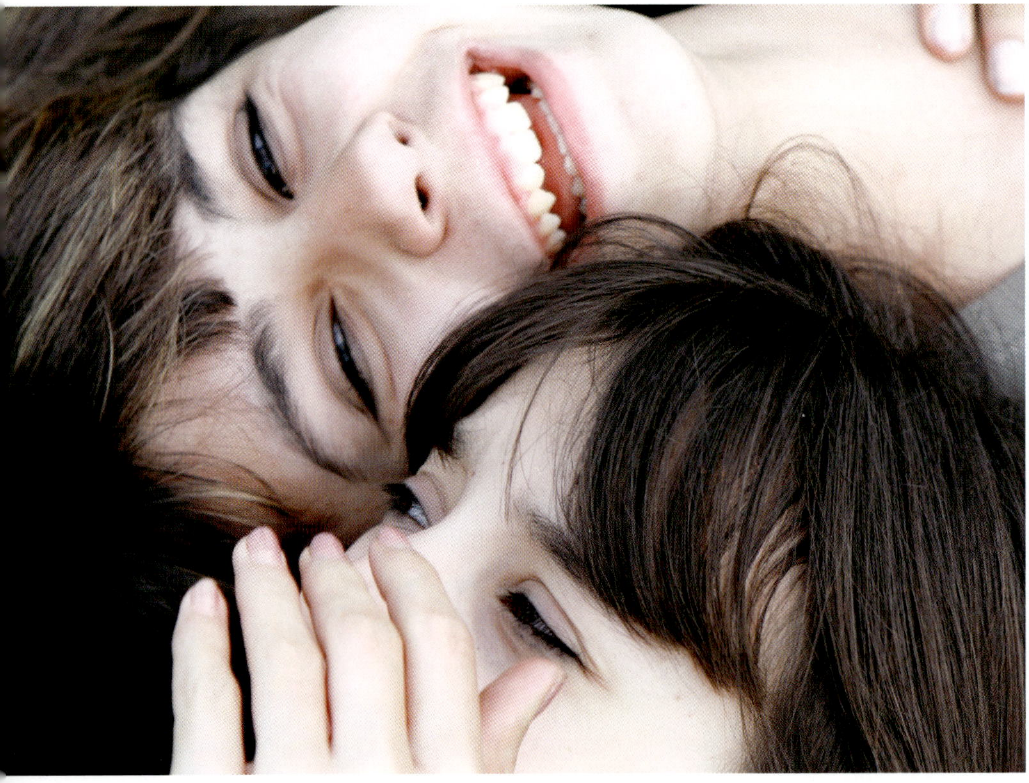

So unterschiedlich die Menschen sind, die zu uns kommen, so unterschiedlich sind auch ihre Bedürfnisse. Der menschliche Körper basiert auf einem Grundprinzip: Jeder Schmerz oder jedes Symptom hat eine Ursache.

Mit unserer Kernkompetenz, der Kombination aus Osteopathie und Yoga, stellen wir uns besonders dem Zentralthema Schmerz. Priorität hat die Aktivierung der Selbstheilungskräfte des Körpers.

In der Osteopathie sind **Bewegungen** im Körper die **Grundlage für eine gute Funktion** und somit die Grundlage für **Gesundheit.** Hierzu gehören z.B. Gelenk- und Muskelbeweglichkeit, aber auch Organbeweglichkeit und Zirkulationsbewegungen von Flüssigkeiten (Blut, Lymphe, Rückenmarksflüssigkeit etc.).

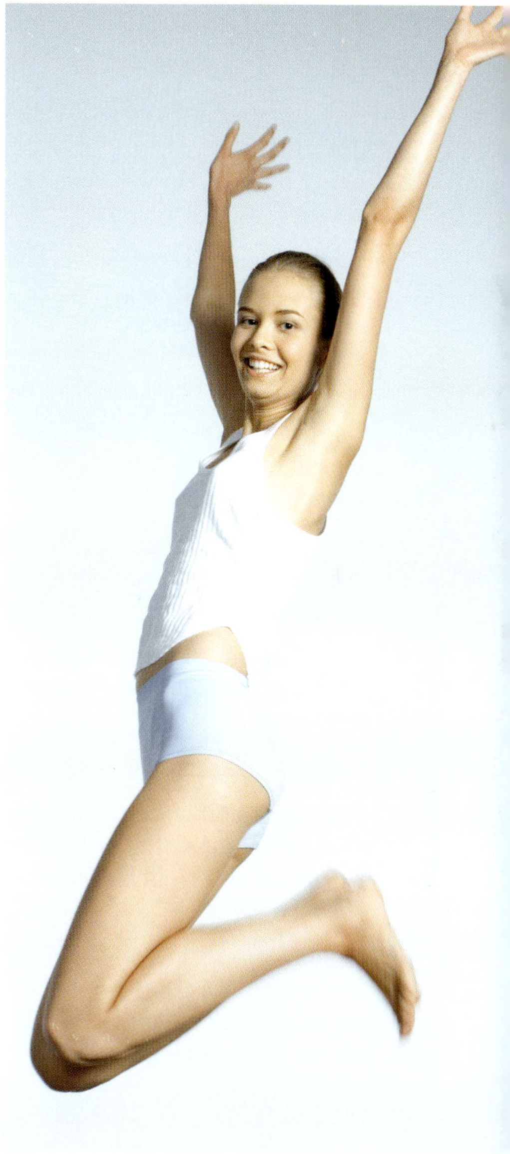

Yoga hilft Ihnen, Ihren Körper besser kennenzulernen, sich seiner Bedürfnisse bewusst zu sein. Die wohltuenden Wirkungen sind sofort spürbar, denn jede Übung wirkt wie eine Tiefenmassage auf die Organstrukturen und gleichzeitig verbessert sich dabei das Muskelspiel. Yoga stärkt den gesamten Organismus und beruhigt den Geist.

Unser Ziel ist es, ein inneres Gleichgewicht (Homöostase) herzustellen und somit die Schmerzen zu reduzieren und in einen bewussten Dialog mit dem Körper zu treten.

Das individuelle Maß an Bewegung und Erholung führt zu einem Wohlgefühl und einer höheren Lebensqualität, einem Leben im Gleichgewicht.

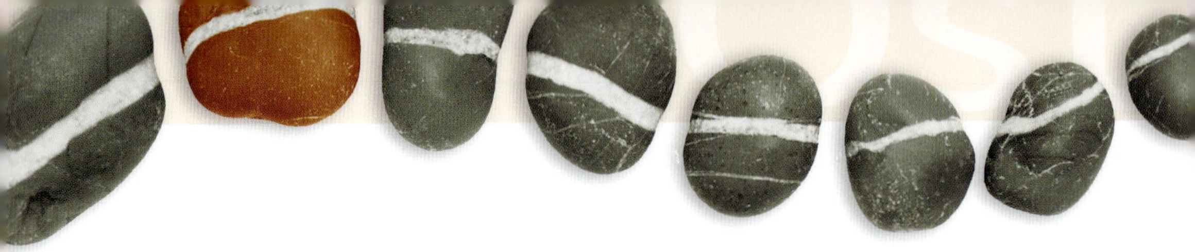

Dank

Unser Buch ist ein Resümee vieler Gedanken rund um das Thema „Osteopathie bewegt“.

Schon allein dieser Titel hat vieles in unseren Gedanken und Vorstellungen sprichwörtlich „bewegt“. Viele Zusammenhänge konnten wieder neu reflektiert und geordnet werden. Weitere Anregungen entstanden durch interessante Gespräche, auch Alltagssituationen und Kontemplationen zum Thema „Osteopathie – Bewegung – Leben und Gleichgewicht“.

Wertvolle Erkenntnisse und die Erfahrung aus unserer langjährigen Praxiszeit konnten immer wieder reflektierend in die Ausarbeitungen rund um das Thema Osteopathie einfließen.

Wesentlichen Anteil an diesem Buch haben unsere Lehrer und Ausbilder, sie haben maßgeblich dazu beigetragen, diese ganzheitliche Art und Weise der Gesundheitsbetrachtung zu entwickeln.

Auch herzlichen Dank an die vielen Patienten, die uns immer wieder neu inspirieren, individuell und alltagszugewandt das gesunde Wohlbefinden stärkend zu unterstützen.

Weiterhin danken wir herzlichst unseren Eltern für ihre Liebe und Zuwendung.

Durch Sie sind wir zu reifen Persönlichkeiten herangewachsen, mit Sinn für die Wogen des Lebens. Auch unseren beiden Töchtern gilt ein großer Anteil Dank, sie zeigen uns täglich immer wieder neu, was wirklich zählt im Leben. Das ist schön!

Die Bewegung an sich bewegt – uns als Personen und das Leben selbst. Sie gibt uns die Möglichkeit, über all die Herausforderungen des Alltags einen persönlichen Rückhalt zu entwickeln in dieser immer beständigen und gleichzeitig wandelnden Dynamik des Lebens.

Über die Autoren

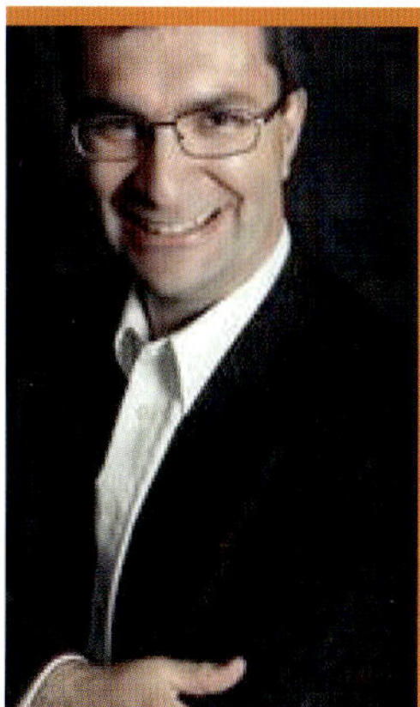

Marcus Lagojannis

Heilpraktiker und Osteopath, Mitglied im Verband der Osteopathen Deutschlands (VOD) e.V., freiberuflich tätig seit 2003.

Seit 1996 seriöse Reikiausbildung in der Linie Dr. Usui-Furumoto (1996 1. Grad/1997 2. Grad), 2004 Einweihung zum Reikimeister/Lehrer nach fünfjähriger intensiver Ausbildung.

Ausbildung zum Kursleiter für Autogenes Training für Grund- und Aufbaukurse. Aus- und Weiterbildung in verschiedenen medizinisch-fachspezifischen und ganzheitlichen Methoden der Sportphysiotherapie, Schmerztherapie. Ohrakupunkteur und Hypnosetherapeut.

Lehrtätigkeit im Bereich des ganzheitlichen Gesundheitsmanagements und Wohlbefinden, Öffentlichkeitsarbeit und Kommunikation und betriebliche Gesundheitsvorsorge.

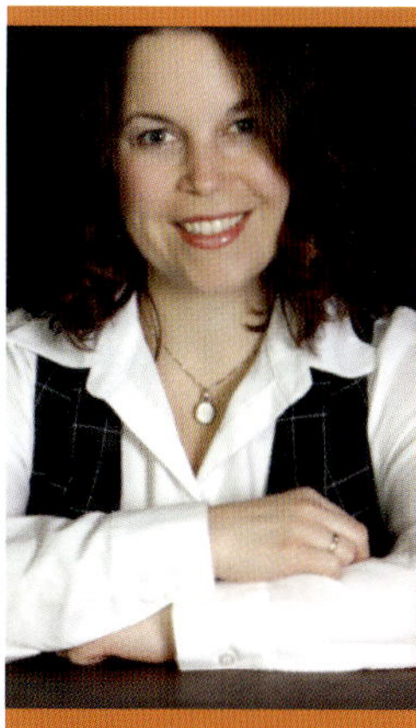

Kerstin Lagojannis

Begründerin und Geschäftsführerin von *Lagojannis – Leben im Gleichgewicht*.

Yogalehrerin, diplomierte klinisch-ayurvedische Therapeutin mit Aus- und Weiterbildungen in verschiedenen medizinisch-fachspezifischen und ganzheitlichen Methoden der Körpertherapie und Bewusstseinsschulung.

Meine Arbeit als freiberufliche Yogalehrerin, Referentin und Fachlehrkraft nach BDY-/EU- Richtlinien basiert auf dem traditionellen Yoga, der Yogatherapie und der Meditation.

In Einzeltherapien, Kursen, Workshops und Seminaren unterstütze ich Menschen, sich bewusst wahrzunehmen, ihre geistigen und körperlichen Bedürfnisse zu erkennen und ressourcenorientiert zu handeln – das ist das Ziel.

Im Mittelpunkt steht ***Selbstwirksamkeit***.

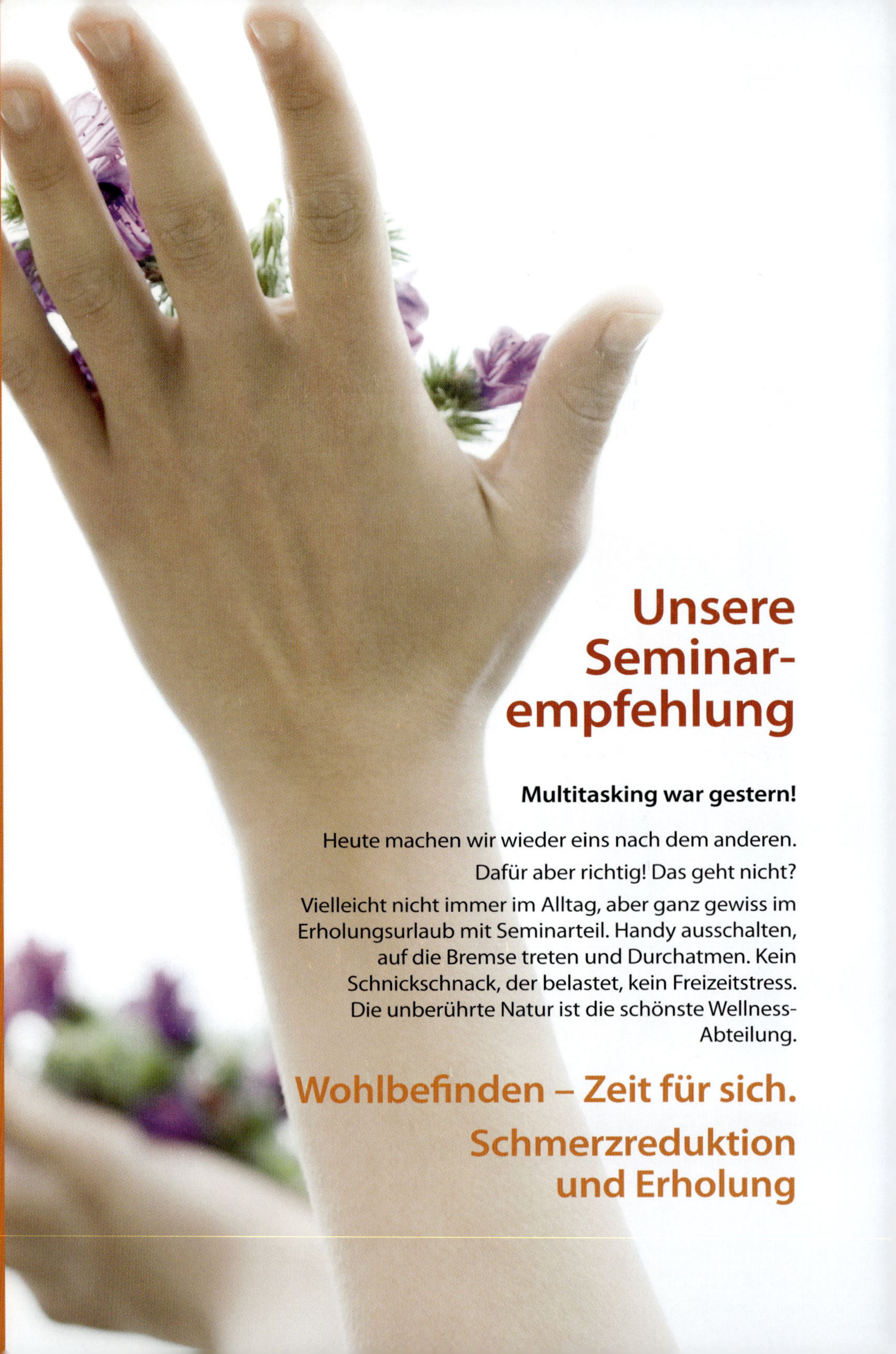

Unsere Seminarempfehlung

Multitasking war gestern!

Heute machen wir wieder eins nach dem anderen.

Dafür aber richtig! Das geht nicht?

Vielleicht nicht immer im Alltag, aber ganz gewiss im Erholungsurlaub mit Seminarteil. Handy ausschalten, auf die Bremse treten und Durchatmen. Kein Schnickschnack, der belastet, kein Freizeitstress. Die unberührte Natur ist die schönste Wellness-Abteilung.

Wohlbefinden – Zeit für sich.

Schmerzreduktion und Erholung

Langsamkeit erleben – keine Termine – Natur, Stille und gute Luft. Sie atmen ein, Sie atmen aus – und lächeln.

Als Heilpraktiker für Osteopathie, Schmerztherapie und als Yogalehrerin haben wir ein Seminar mit Fokus auf Schmerzreduktion und Erholung entwickelt.

Durch die Kombination individueller Einzelbehandlungen und ganzheitlicher Übungspraxis sammelt jede/r Seminarteilnehmer/In für sich wertvolle Erfahrungen und lernt, diese durch unsere Unterstützung in den Alltag zu integrieren.

Leben im Gleichgewicht bietet hier ein ganzheitliches Seminarkonzept und gibt alltagsrelevante Impulse zur Förderung der individuellen Handlungskompetenz.

Das Seminarprogramm bewegt und ordnet zugleich. Die Erholung im Urlaubsteil sorgt für geistige Frische und Abwechslung für den gesamten „Bewegungsapparat".

Unsere Vision: Bessere Lebensqualität durch ein „Leben im Gleichgewicht"

Sinnvolle Erlebnis- und Lernkonzepte versprechen nachhaltigen Erfolg und sind Einstieg in eine gesundheitsbewusste Lebensweise. Durch individuelle Betreuung mit Einzelbehandlungen begleiten wir gezielt und ganzheitlich. Gleichzeitig helfen wir Ihnen, Ihre physischen Ressourcen (Stabilität, Mobilität, Koordination und Körperwahrnehmung) bestmöglich zu stärken.

Das Seminar vermittelt Hintergrundwissen und macht Sie zu Ihrem eigenen Trainer. Die Seminarwoche ist so aufgebaut, dass die schmerzreduzierenden Aktivitäten einfach, einprägsam sind und sich nachhaltig auswirken.

Die Schönheit des von uns ausgesuchten Ortes und der Landschaft trägt ihren Teil dazu bei.

Entdecken Sie neue Strategien im Umgang mit Stress und Schmerzen, entspannen Sie in der sanfthügeligen Landschaft des Pielachtals, erfahren Sie alles über Dirndl und Dirndln im Pielachtal und genießen Sie kulinarische Freuden im Steinschalerhof.

Finden Sie Ihr individuelles Wohlfühl-Gleichgewicht, Sie haben es selbst in der Hand.

Nährere Informationen unter
www.lagojannis.info

Abbildungsnachweis

Autoren: 24, 71, 87, 88, 91, 94, 119, 120, 121, 123, 124, 126, 128, 129, 132, 136, 137

Bildagentur Waldhäusl: 116/117

Department für Geschichte der Medizin, Medizinische Universität Wien: 20

Friedberg, Fotolia: 3 sowie Kopfzeilen

Mariana Kuzmits: 33

Martin Schrampf: 106

MEV: 30

Photo Disc: 86, 102

PhotoAlto: 26, 41, 53, 54, 69, 72, 82, 99, 110, 113, 131, 134, 144, 145, 148

Shirin Baouche: 6, 46, 70, 73, 136, 147

Wikipedia: 14 (J.G.de Lint: Atlas van de Geschiedenis der Genesskunde, Amsterdam 1925), 17, 25, 100 (elmundo), 107

www.pixelio.de: 4 (Konstantin Gastmann), 9 (Klicker), 10 (Petra Bork), 12/13 (Sparkie), 18 (twinlili), 21 (Günther Gumhold), 22 (Marco Barnebeck/Telemarco), 34 (Rolf van Melis), 37 (Konstantin Gastmann), 38 (sassi), 42 (Thommy Weiss), 45 (Ferdinand Lacour), 48 (Daniel Rennen), 50/51 (Gerd Altmann), 56 (cameraobscura), 58 (Gerd Altmann), 59 (Karin Schmidt), 61 (adel), 63 (unbekannt), 66 (sassi), 68 (Benjamin Thorn), 74/75 (Rainer Sturm), 76 (Gerd Altmann), 79 (Benjamin Thorn), 80 (Benjamin Thorn), 84 (Benjamin Thorn), 93 (Dieter Schütz), 95 (Olaf Schneider), 96/97 (brandtmarke), 104 (Marco Barnebeck/Telemarco), 105 (W.R. Wagner), 109 (Oliver Haja), 114 (Matthias Balzer), 115 (Klicker), 118 (Benjamin Thorn), 138/139 (I. Friedrich), 142 (Rainer Sturm)

Register

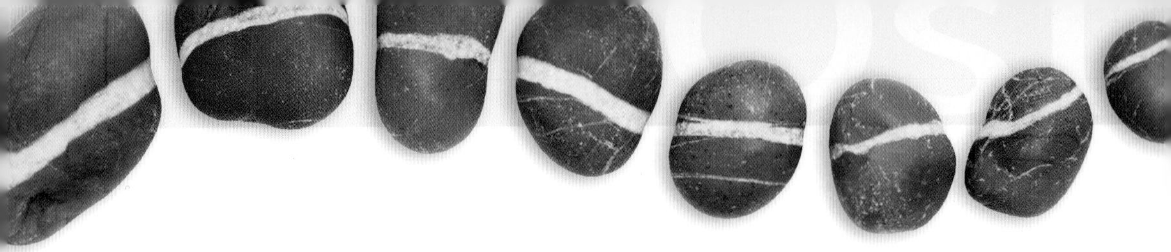